ヘンダーる
看護問題リスト

四国大学名誉教授 江﨑フサ子

埼玉医科大学短期大学名誉教授 玉木ミヨ子

別府大学看護学部設置準備室室長 村中陽子

元鹿児島純心女子大学看護栄養学部看護学科教授 秋葉公子

共著

〔第5版〕

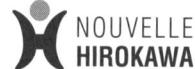

NOUVELLE
HIROKAWA

第 5 版　発行に際して

　本書は筆者らが作成したヘンダーソン看護論に基づく「看護問題リスト」です．

　この度，本書の姉妹編「看護過程を使ったヘンダーソン看護論の実践」を 2013 年の改訂から 10 年ぶりに改訂し，第 5 版を発行しました．改訂の目的は，最近の医療環境の進歩発展や学習者の興味関心の変化に対応すること，引用・参考文献の更新にあります．それに伴い本書も改訂し第 5 版を発行しました．

　本書は，ヘンダーソン看護論を基盤としたデータベースをもとに，対象者の全体像を捉えるための系統的なアセスメントを行った後，「看護問題の判定」の一助として活用していただきたいと考えています．

　また，14 項目の基本的欲求の情報収集の際にも，対象者の基本的欲求が充足した状態に焦点を当てた見方を示す「基本的看護の構成要素および情報収集項目」は対象者理解に大いに役立つと信じています．さらに，前版第 4 版において，「基本的看護の構成要素および情報収集項目」を掲載したことで，ポケット版としての本書の有用性がより高くなり，看護を学ぶ多くの学生に愛読されていることを付記します．

　今後も多くの皆さまにご活用いただき，お気づきの点やご意見を頂ければ幸いです．

2023 年 11 月　　　　　　　　　　　　著 者 一 同

まえがき

　本書は，1995年4月に出版された『看護過程を使ったヘンダーソン看護論の実践』の流れをくむものです．当初，私達には，看護の理念を忘れることなく，看護過程を使って科学的な看護を実践する方法をわかりやすく解説したいという思いがありました．

　そこで，看護教育の中で最も普及している看護論の一つであるV. ヘンダーソン著『看護の基本となるもの』を取り上げ，看護過程と関連させて論述しました．

　それは，1. 看護過程ってなに，2. ヘンダーソンが考える看護，3. ヘンダーソンの看護論に基づく看護過程の学び方，4. ヘンダーソンの考えに基づいて看護過程を使ってみよう，の4章からなっています．

　本書の出版以来，数々の学校で教科書や参考書としても使われるようになり，私達の想像を超えた反響がありました．

　さらに，多くの方々から，次はヘンダーソンの看護論に基づく看護問題リストを作ってほしいという声もあがってきました．すでに，私達は，「基本的看護の構成要素（基本的欲求）の充足した状態および情報収集項目」としてヘンダーソンが主張する基本的欲求が充足した状態を上記の書の付録に示しました．

　今回は，その基本的欲求が充足した状態を十分に捉えながら，しかもヘンダーソンの時代には考慮されなかったが，現在では重要なデータと考えられるものを追加して，「ヘンダーソンの基本的看護に関する看護問題リスト」としてまとめました．

　本書は，単独で活用できるようになっていますが，『看護過程を使ったヘンダーソン看護論の実践』と共にお使いいただければ，自分が目指している看護の目的や方向性がいっそう明確になり，看護実践の意味を確かなものにしてくれるはずです．この看護問題リストが科学的で看護の本質を見失わない看護実践の一助となれば幸いです．

謝　　辞

　本書を執筆するにあたり，実際の看護アセスメントおよび看護問題の記述に関するデータを提供して下さいました横須賀共済病院および防衛医科大学校附属病院の看護部の皆様に，厚くお礼を申し上げます．

　1997 年 8 月

著 者 一 同

本書の使い方

1．本書の構成

(例) 1．ヘンダーソンの基本的看護の構成要素：患者の基本的欲求が充足した状態

☐1 **患者の呼吸を助ける：正常に呼吸する**

看護問題 1－1

患者の基本的欲求が充足されない状態

1－1は基本的看護の構成要素第1番目の1つ目の問題を意味する．

定義：上記の看護問題の定義

看護問題を判定するために必要な情報

特有の情報：☐ この情報1つだけでも上記の看護問題を判定できる

支持する情報：☐ この情報1つだけで上記の看護問題を判定することは困難であるが，複数情報が確認されることによって問題の存在が十分に示唆される

☐

看護問題の原因・誘因

　その看護問題を引き起こす直接的な原因や誘因

　体　力：□ 自立した日常生活行動が困難な身体
　　　　　　　　の弱さ
　　　　　　　　体力の欠如あるいは不足をあらわす
　　　　　　　　原因・誘因

　意思力：□ 自立した日常生活行動が困難な意
　　　　　　　　思・意欲のなさ，情動
　　　　　　　　意思力の欠如あるいは不足をあらわ
　　　　　　　　す原因・誘因

　知　識：□ 自立した日常生活行動が困難な知
　　　　　　　　識・理解力の程度
　　　　　　　　知識の欠如あるいは不足をあらわす
　　　　　　　　原因・誘因

(注)　＊原因・誘因の中でとりあげられる基本的欲求を
　　　　　変容させる病理的状態（体力の欠如・不足）に
　　　　　ついては，一般的／代表的な臨床症状を記述し
　　　　　ている．

　　　　＊専門分野の病理的状態については，適宜（　　）
　　　　　内に記述して看護問題の原因・誘因を具体化し
　　　　　て活用する．

　　　　＊支持する情報の欄には余分の□を設けているの
　　　　　で，適切だと思う情報を記述しておき，適時そ
　　　　　の妥当性を検討して，活用する．

２．本書の活用法

１）看護問題の領域

　本書で取り上げた看護問題は，人間が日常生活行動を営むために必要な基本的欲求に焦点をおいています．したがって，医学的診断と密接に関連し，問題の特定や解決にあたって，医師の処方を必要とする共同問題は扱っていません．あくまでも，ヘンダーソンの主張する看護独自の機能に関する看護問題リストです．

　しかし，私たちは，より現実的であり実践的な看護問題リストの開発をめざしています．そこで，将来的には，今回の看護問題リストをさらに追加修正していきたいと考えています．

２）本書の特徴

　本書の特徴は，まず，タイトル部分〔(例) ①患者の呼吸を助ける：正常に呼吸する〕を見ると，①看護師が援助すべきこと，②患者の日常生活行動の自立した状態，がわかることです．次に，看護問題の原因・誘因を体力，意思力，知識の三側面からとらえていることです．つまり，看護援助の目標を患者の日常生活行動の自立におき，その自立に不可欠な患者の体力，健康回復や闘病に必要な意思力，そして健康に関する正しい知識，これらの不足を看護師が補うように援助するという看護観に基づいています．

3）アセスメント～看護問題の記述に至るプロセス

アセスメントの段階では，ヘンダーソンの基本的看護の構成要素（14 項目）に関する情報を収集し，それぞれのデータの正常・異常，さらにデータ間の関連性を十分に検討した後に，この看護問題リストで最終判定してください．十分な情報の収集・分析・解釈を行うことなく，単にチェックリストのように活用することは避けてください．なぜなら患者の看護問題は，看護師が実際に五感を使って収集した情報に支えられているからです．

14 項目の各看護問題について問題の存在が予測されたならば，□の欄をチェック（✓）し，看護問題に特有の情報，あるいは複数の支持する情報が存在すれば，その看護問題を取り上げてください．さらに，看護問題の原因・誘因についてもチェックできたならば，そのことと関連させて以下のように看護問題を記述してください．

《看護問題の記述の仕方》

看護問題の原因・誘因 に関連した 看護問題

S：看護問題を示唆する主観的データ

O：看護問題を示唆する客観的データ

（例）

倦怠感に関連した快適な環境調整の困難

S：だるい，何もしたくない

O：Hb 8.0 g／dL，紙くずがくずかごにあふれている

また，実際にはその問題は存在していないが，問題が潜在する場合には語尾に適切な言葉を加えて，以下のように記述します．

| 看護問題の原因・誘因 | に関連した | 看護問題 |

の危険性／おそれ／可能性

（例）
股関節痛に関連した転倒・転落の危険性
S：足先がしびれる，
　　できるだけ歩くようにしている
O：下肢筋力低下，
　　1人で洗面所まで歩行

なお，看護問題の記述は，その看護問題を示唆する主観的データ（S），および客観的データ（O）を併記していますが，これら患者に認められた症状や徴候あるいは現象の記述は，その患者の看護問題の性質を一層明らかにしてくれます．つまり，S・Oデータの記述により，同一の看護問題をもっている患者であっても，どのような個別的な看護アプローチが必要であるかを，一目瞭然に伝えることができるという利点があります．したがって，看護の個別性の強調，簡潔な情報の伝達に関する思考の育成のためには，有効な記述方法であるといえます．

目　　次

Ⅰ. 看護過程における看護問題の位置づけ

Ⅱ. 看護問題リスト

①患者の呼吸を助ける：正常に呼吸する

②患者の飲食を助ける：適切に飲食する

③**患者の排泄を助ける**：あらゆる排泄経路か
ら排泄する

④**歩行時および坐位，臥位に際して患者が望
ましい姿勢を保持するよう助ける．また患
者が1つの体位からほかの体位へと身体を動
かすのを助ける**：身体の位置を動かし，ま
たよい姿勢を保持する（歩く，すわる，寝
る，これらのうちのあるものをほかのもの
へかえる）

⑤**患者の休息と睡眠を助ける**：睡眠と休息を
とる

9 患者が環境の危険を避けるのを助ける．また感染や暴力など，特定の患者がもたらすかもしれない危険からほかの者を守る：環境のさまざまな危険因子を避け，また他者を傷害しないようにする

10 患者が他者に意思を伝達し，自分の欲求や気持ちを表現するのを助ける：自分の感情，欲求，恐怖あるいは"気分"を表現して他者とコミュニケーションをもつ

11 患者が自分の信仰を実践する，あるいは自分の善悪の考え方に従って行動するのを助ける：自分の信仰に従って礼拝する

12 患者の生産的な活動あるいは職業を助ける：達成感をもたらすような仕事をする

13 患者のレクリエーション活動を助ける：遊び，あるいはさまざまな種類のレクリエーションに参加する

14 患者が学習をするのを助ける："正常"な発達および健康を導くような学習をし，発見をし，あるいは好奇心を満足させる

Ⅰ. 看護過程における看護問題の位置づけ

1. 看護過程とは

　本書に先だって執筆した『看護過程を使ったヘンダーソン看護論の実践』，ならびに本書では，看護過程を以下のように定義しています．

> 看護過程とは，健康上援助を必要とする対象との相互作用に基づいて行う看護上の問題解決過程である．

　つまり，看護師が対象（患者あるいはクライエント）に出会ってから，彼らと相互作用をくり返しながら看護ケアを提供する道筋が，科学的思考および問題解決思考に基づいているということです（図1参照）．
　また看護ケアは，看護師の"看護の視点"に大きく影響されます．本書では，看護過程における"看護の視点"を，ヴァージニア・ヘンダーソンの提唱した基本的看護の基盤となっている，「基本的欲求」と「自立」においています（図2参照）．

図1　ヘンダーソン看護論と看護過程の模式図

看護の目的

> 健康の維持増進または回復（あるいは平和な死）に向けて基本的欲求が充足するように，個別性の保持と自立度の向上をめざして日常生活行動を援助する

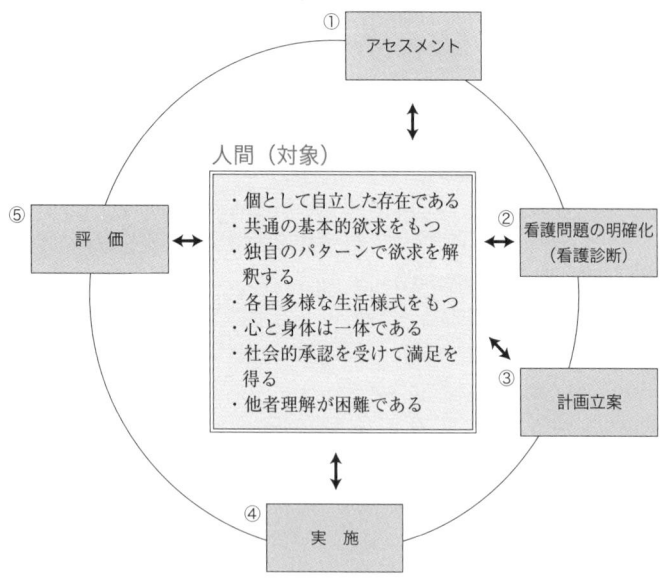

① アセスメント

人間（対象）

- ・個として自立した存在である
- ・共通の基本的欲求をもつ
- ・独自のパターンで欲求を解釈する
- ・各自多様な生活様式をもつ
- ・心と身体は一体である
- ・社会的承認を受けて満足を得る
- ・他者理解が困難である

② 看護問題の明確化（看護診断）

③ 計画立案

④ 実施

⑤ 評価

①アセスメント

1. 情報収集
- 基本的看護の構成要素
- 基本的欲求に影響を及ぼす常在条件
- 基本的欲求を変容させる病理的状態

2. 情報の確認, 分類・整理

3. 情報の分析・解釈
- 基本的欲求が充足した状態から未充足の状態を判断する
- 充足していない欲求と常在条件・病理的状態との関連づけ
- 充足していない原因・誘因を体力, 意思力, 知識の側面から判断する

②看護問題の明確化

- 基本的欲求の未充足な状態と未充足を引き起こす原因・誘因の特定

＞看護診断

③計画立案

1. 問題の優先順位を決定する
2. 自立に向けて基本的欲求を充足するために必要な目標と援助方法を決定する
- 体力, 意思力, 知識がどれだけ高められるかを判断し設定する
- その人の生活様式を尊重して援助方法を選択する

④実 施

自立に向けてその人の基本的欲求を充足するための行動をとる
- 身体的ケア（安楽を与える）
- 心の支え（保護する, 見守る）
- 再教育（教える, 導く）
- 治療計画との調整

⑤評 価

患者がどのくらい速やかに, あるいはどの程度までに日常の行動の自由を取り戻したかを, その人の行動の変容と評価基準とを比較して問題の予防・緩和・解決の状況を判断する

（秋葉公子ほか：看護過程を使ったヘンダーソン看護論の実践 第5版, p.32〜p.33, ヌーヴェルヒロカワ, 2023より引用）

図２ ヘンダーソンが考える看護の概念枠組み

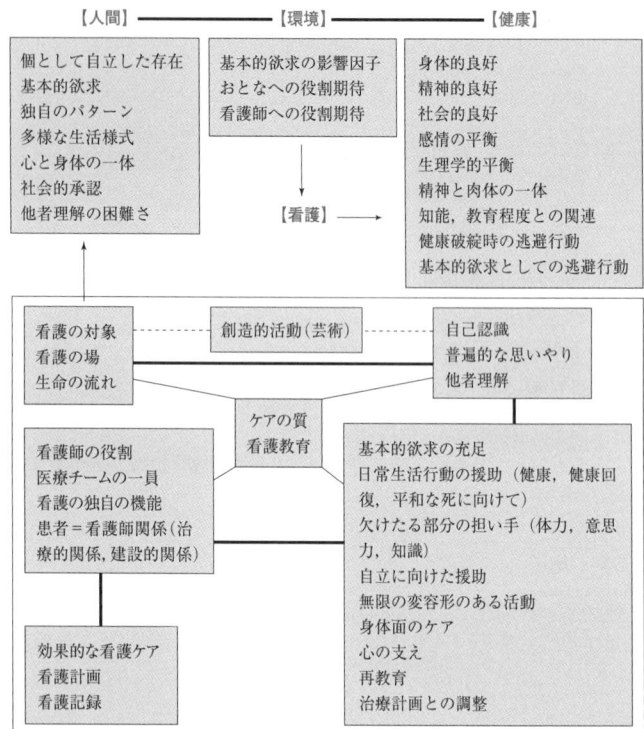

（秋葉公子ほか：看護過程を使ったヘンダーソン看護論の実践 第５版，
p.28，ヌーヴェルヒロカワ，2023より引用）

2. 看護問題とは

　看護問題とは，看護ケアを必要としている対象の健康上の問題（課題）です．

　本書では，ヘンダーソンの看護の考え方に基づいて，対象の基本的欲求（ニード）の未充足状態を看護問題と捉えています．したがって，本書における看護問題とは，看護過程の第一段階であるアセスメント ￨14 の基本的看護の構成要素に関する情報収集（P. 8 表 1 参照）および情報の分析・解釈￨ のプロセスを経た後に，対象の基本的欲求の未充足状態として判断されたものをさします．

　看護問題（対象の基本的欲求の未充足状態）は，それらを引き起こしている原因・誘因（体力，意思力，知識の不足）とともに明記され，かつ，対象の自立に向けた日常生活行動援助のための計画内容を示唆します．

3. 基本的看護に関する看護問題リスト

　ヘンダーソンによる 14 の基本的看護を枠組みとする看護問題の一覧を表 2（P.10 ～ 17）に示します．看護問題の存在の確認を容易にするために，14 の基本的欲求が充足した状態およびその詳細と看護問題の定義を併記しました．

表1　情報収集のためのヘンダーソンの3つの側面とその内容

1.　基本的看護の構成要素

以下のような機能に関して患者を助け，かつ患者がそれらを行えるような状況を用意する．

1. 正常に呼吸する

2. 適切に飲食する

3. あらゆる排泄経路から排泄する

4. 身体の位置を動かし，またよい姿勢を保持する（歩く，すわる，寝る，これらのうちのあるものをほかのものへかえる）

5. 睡眠と休息をとる

6. 適切な衣類を選び，着脱する

7. 衣類の調節と環境の調整により，体温を生理的範囲内に維持する

8. 身体を清潔に保ち，身だしなみを整え，皮膚を保護する

9. 環境のさまざまな危険因子を避け，また他人を傷害しないようにする

10. 自分の感情，欲求，恐怖あるいは"気分"を表現して他者とコミュニケーションをもつ

11. 自分の信仰に従って礼拝する

12. 達成感をもたらすような仕事をする

13. 遊び，あるいはさまざまな種類のレクリエーションに参加する

14. "正常"な発達および健康を導くような学習をし，発見をし，あるいは好奇心を満足させる

2. 基本的欲求に影響を及ぼす常在条件	3. 基本的欲求を変容させる病理的状態（特定の疾病とは対照的）
1. 年齢：新生児，小児，青年，成人，中年，老年，臨終 2. 気質，感情の状態，一過性の気分： （a）"ふつう"あるいは （b）多幸的で活動過多 （c）不安，恐怖，動揺あるいはヒステリーあるいは （d）ゆううつで活動低下 3. 社会的ないし文化的状態：適当に友人がおり，また社会的地位も得ていて家族にもめぐまれている場合，比較的孤独な場合，適応不全，貧困 4. 身体的ならびに知的能力： （a）標準体重 （b）低体重 （c）過体重 （d）ふつうの知力 （e）ふつう以下の知力 （f）天才的 （g）聴覚，視覚，平衡覚，触覚が正常 （h）特定の感覚の喪失 （i）正常な運動能力 （j）運動能力の喪失	1. 飢餓状態，致命的嘔吐，下痢を含む水および電解質の著しい平衡障害 2. 急性酸素欠乏状態 3. ショック（"虚脱"と失血を含む） 4. 意識障害—気絶，昏睡，せん妄 5. 異常な体温をもたらすような温熱環境にさらされる 6. 急性発熱状態（あらゆる原因のもの） 7. 局所的外傷，創傷および／あるいは感染 8. 伝染性疾患状態 9. 手術前状態 10. 手術後状態 11. 疾病による，あるいは治療上指示された動けない状態 12. 持続性ないし難治性の疼痛

表2　ヘンダーソンの基本的看護に関する看護問題リスト

基本的欲求が充足した状態	看護問題（基本的欲求の未充足状態）
1.　正常に呼吸する 　1）ガス交換が正常に行われている 　2）安楽に呼吸ができる	1.　ガス交換の障害 2.　安楽な呼吸の阻害
2.　適切に飲食する 　1）必要な栄養がとれている 　2）楽しく食べられ満足感がある	1.　栄養の不足 2.　過剰な栄養 3.　食事への不満足感
3.　あらゆる排泄経路から排泄する 　1）生理的で正常な排泄である 　2）排泄後の快感がある	1.　便　秘 2.　下　痢 3.　便失禁 4.　尿失禁 5.　尿　閉 6.　排泄に伴う不快感
4.　身体の位置を動かし、またよい姿勢を保持する 　1）歩行、立つ、すわる、眠るなどの姿勢が適切である 　2）よい姿勢のとり方を理解している	1.　身体可動性の障害 2.　転倒・転落の危険性 3.　褥創（瘡）の危険性
5.　睡眠と休息をとる 　1）休息や睡眠が自然にとれる 　2）ストレスや緊張感からの解放感がある	1.　不十分な休養 2.　睡眠の障害

看護問題の定義

・肺胞におけるガス交換（酸素あるいは炭酸ガス）が減少を
きたしている状態
・異物やその他の何らかの原因で，気道の空気の流通が妨げ
られ安楽な呼吸ができない状態

・心身の成長・発達，および生命維持や健康の保持・増進に
必要とされる栄養が不足している状態
・心身の成長・発達，および生命維持や健康の保持・増進の
ために必要な栄養が必要量以上に摂取されている状態
・食事が楽しくなく，満足感がない状態

・排便回数が減少し，硬く乾いた便を排泄している状態
・軟らかい液状の無形の便を頻回に排泄している状態
・個人の排便習慣が変化し，不随意に便を排泄している状態
・尿が不随意に排出される状態
・膀胱に溜まった尿を排出できない状態，あるいは膀胱を完
全に空にできない状態
・排泄の際のプライバシーや身体的安楽が保持されず，苦痛
や気がねを感じている状態

・自力で身体の位置を動かし，よい姿勢を保持することがで
きない状態
・自力で身体の位置を動かし，よい姿勢を保持することが困
難なために，転倒・転落の危険性が十分に予測される状態
・自力で身体を動かし，よい姿勢を保持することが困難なた
めに，褥瘡が十分に予測される状態

・身体的・精神的な緊張から解放されるのに必要な休養をと
ることができない状態
・身体的・精神的な緊張から解放されるのに必要な持続的な
睡眠をとることができない状態

基本的欲求が充足した状態	看護問題 (基本的欲求の未充足状態)
6. 適切な衣類を選び, 着脱する 1) 適切な衣類を身につけている 2) きちんと身づくろいができる	1. 更衣のセルフケアの不足
7. 衣類の調節と環境の調整により, 体温を生理的範囲内に維持する 1) 体温が生理的範囲内にある 2) 体温調節につとめることができる	1. 低体温 2. 高体温
8. 身体を清潔に保ち, 身だしなみを整え, 皮膚を保護する 1) 皮膚や粘膜が清潔になっている 2) 清潔の基準が保たれている 3) 他人に受け入れられやすい身だしなみである	1. 皮膚・粘膜の清潔の不足 2. 不適切な身だしなみ 3. 皮膚・粘膜の感染の危険性 4. 清潔行為への不満足感
9. 環境のさまざまな危険因子を避け, また他者を傷害しないようにする 1) 自分で自分の環境を自由に調節し, 快適な環境にできる 2) 周囲に危険なものがない 3) 知らずに他人に害を与えない	1. 快適な環境調整の困難 2. 環境由来の事故の危険性 3. 環境由来の感染の危険性 4. 他人に害を与える可能性

看護問題の定義
・適切な衣類を選び，自分で着脱することができない状態
・体温が生理的範囲以下であり，衣類および環境調整により体温を生理的範囲に維持できない状態 ・体温が生理的範囲以上であり，衣類および環境調整により体温を生理的範囲に維持できない状態
・身体の皮膚・粘膜の清潔を保持できず，個々の清潔の基準が下がっている状態 ・個々が身だしなみを整えることができない，または他人に受け入れられにくい身だしなみをしている状態 ・身体の皮膚・粘膜の清潔が保持できず，清潔の基準が下がっているため感染（皮膚，口腔内，肛門部，尿路など）を受けやすくなっている状態 ・個々が生理的必要度と希望に応じた方法で身体の皮膚・粘膜の清潔を保持できず満足感が得られていない状態
・自分で自由に環境を調整することができず，快適な生活環境になっていない状態 ・自分で自由に環境を調整することができないために，環境由来の事故が起こる危険性のある状態 ・自分で自由に環境を調整することができないために，環境由来の感染（呼吸器系）を起こす危険性のある状態 ・知らずに他人を傷害したり，感染を引き起こしてしまう危険性のある状態

基本的欲求が充足した状態	看護問題 (基本的欲求の未充足状態)
10. 自分の感情，欲求，恐怖あるいは"気分"を表現して他者とコミュニケーションをもつ 1）自分の欲求，興味，希望などを十分に自分の身体のうえに表現できる 2）まわりの人々に自分を理解してもらえる	1．コミュニケーションの障害 2．疎外感・孤立感 3．自己受容の不足 4．不安
11. 自分の信仰に従って礼拝する 1）だれもが（聖人も罪人も）ひとしく医療従事者の援助を受けられ，かつ自分の信じる教義・思想に従う権利が守られる 2）自分の宗教に基づいた生活の仕方ができる	1．教義や信仰の阻害
12. 達成感をもたらすような仕事をする 1）身体的あるいは精神的に仕事（生産活動）ができる 2）自分が社会に受け入れられているという満足感がある	1．役割遂行の困難 2．自己の無価値感

看護問題の定義

・自分の感情，欲求，恐怖あるいは"気分"を言語的・非言語的に十分に表現することができない状態や相手の表現を理解する能力が低下または欠如している状態
・自己の存在が，他者に受け入れられていない（理解されていない）という感じを抱いている状態
・個人が，病気や障害をもった自分の状況・状態をありのままに受け入れることができない状態
・個人が，特定できない何らかの原因や誘因に対して，漠然とした心配や気がかりなどの不快感を感じている状態

・自分の信仰や信条・思想・教義に従うことや生活の仕方が阻害された状態

・身体的あるいは精神的な病状や障害のために生産的な活動（社会的役割遂行）ができなくて達成感や充実感がもてないでいる状態
・社会的役割遂行が困難なために，自分の価値を見いだせないでいる状態

基本的欲求が充足した状態	看護問題 (基本的欲求の未充足状態)
13. 遊び，あるいはさまざまな種類のレクリエーションに参加する 　1）変化や気分転換，慰安，レクリエーションなどの機会がある 　2）気分が引きたち楽しく生き生きしていられる	1. 気分転換の不足 2. 楽しみを求める欲求の不足
14. "正常"な発達および健康を導くような学習をし，発見をし，あるいは好奇心を満足させる 　1）自分が設定し得る最良の健康生活習慣に従って生活できる	1. 療養法の未習得 2. 療養法の履行の困難

看護問題の定義

・病気などにより生活の変化や気分転換，慰安，レクリエー
　ションなどの機会がなく，できない状態
・病気や入院などにより気分がすぐれず，楽しく生き生きと
　していたいという気持ちをもてないでいる状態

・個人が，最良の健康生活習慣に従った生活を履行するのに
　必要な知識を学習していない，または不足している状態
・個人が，説明された治療上の方針・指示に従わず，自分の
　判断で行動している状態

Ⅱ．看護問題リスト

1 患者の呼吸を助ける：正常に呼吸する

看護問題1-1
ガス交換の障害

1

定義：肺胞におけるガス交換（酸素あるいは炭酸ガス）が減少をきたしている状態

看護問題を判定するために必要な情報

特有の情報	：□ 血中のガス濃度の異常
	・低酸素症
	・高炭酸ガス血症
	□ チアノーゼ

支持する情報	：□ 分泌物の貯留や喀出困難
	□ 混乱・錯乱
	□ 嗜眠状態
	□ 倦怠感
	□ 傾眠
	□ 頻脈
	□ 過呼吸
	□ 落ちつきのなさ
	□ 毒性物質や有毒ガスの吸引
	□

看護問題の原因・誘因

| 体　力 |：□ 貧血
　　　　　□ ショック（虚脱，失血）
　　　　　□ 麻酔
　　　　　□ 薬物（麻酔剤，鎮静剤など）
　　　　　□ 疼痛（胸痛やその他の部位の）
　　　　　□ 意識障害
　　　　　□ 装具・器具の装着
　　　　　□ 呼吸器系の障害（気道感染や炎症，喘息発作，換気障害，胸水貯留など）

| 意思力 |：□ 不安や恐怖，ヒステリー

| 知　識 |：□（効果的な呼吸法，姿勢や体位のとり方，薬理作用などの）知識不足
　　　　　□（器具・器材の操作法などの）誤った知識

1　患者の呼吸を助ける：正常に呼吸する

看護問題 1 − 2
安楽な呼吸の阻害

定義：異物やその他の何らかの原因で，気道の空気の流通が妨げられ安楽な呼吸ができない状態

看護問題を判定するために必要な情報

特有の情報：□ 呼吸困難
　　　　　　　□ チアノーゼ

支持する情報：□ 気道の感染や閉塞，分泌物
　　　　　　　□ ひどい咳
　　　　　　　□ 3点支持の姿勢
　　　　　　　□ 胸を締めつけた衣類の着用
　　　　　　　□ 重い寝具
　　　　　　　□ 呼吸運動に関わる装具・器具の装着
　　　　　　　　（コルセットやギプスなど）
　　　　　　　□ 不快な環境（臭気，温・湿度，有毒ガスなど）
　　　　　　　□ 異物の吸入
　　　　　　　□ 頻脈
　　　　　　　□ 空気飢餓
　　　　　　　□ 喘息発作や喘鳴
　　　　　　　□

看護問題の原因・誘因

体　力	：□ 呼吸器系の障害（鼻閉，咳漱，痰の喀 　　出困難，腫瘍による圧迫など） □ 誤嚥，むせ □ 気管切開 □ 骨折や外傷，圧迫 □ 姿勢（前屈などの） □ 腹水貯留 □ 麻酔 □ 薬物（麻酔剤，鎮静剤など） □ アレルギー □ 疼痛 □ 意識障害 □ 衰弱・臨終

意思力	：□ 不安や恐怖，ヒステリー

知　識	：□（効果的な呼吸法，姿勢や体位のとり方， 　　薬の作用・副作用などの）知識不足 □（器具・器材の操作法などの）誤った知識

② 患者の飲食を助ける：適切に飲食する

看護問題2－1
栄養の不足

定義：心身の成長・発達，および生命維持や健康の保持・増進に必要とされる栄養が不足している状態

看護問題を判定するために必要な情報

特有の情報 ：□ 標準体重（生理的な体重）より20％以上少ない体重
□ 検査値の異常（血清アルブミンや総たんぱくの減少）

支持する情報 ：□ 長期にわたる食欲不振の訴え
□ 食事摂取量が極端に少ない
□ 適量の食事摂取なのに体重が減少する
□ 貧困（食物が買えない）
□ 人手の不足（調理をする人の不在など）
□ 経口摂取の困難
□ 咀しゃく障害・嚥下障害の徴候
□ 貧血，蒼白い結膜
□ 持続性の下痢
□ 味覚の変化や障害の訴え
□ ストレスや身体的な苦痛の徴候
□ 口腔内の炎症や歯の治療中
□ 持続性の嘔気・嘔吐

   □ 極端な偏食
   □ 民族的・文化的価値 (風習やタブーなど)
   □

看護問題の原因・誘因

体　力	: □ 消化器系の障害 (腹痛, 下痢, 食欲不振, 嘔気・嘔吐の持続など)

   □ 筋力低下 (咀しゃく・嚥下のための)
   □ 意識障害
   □ 摂食障害
   □ 同化・異化作用の亢進 (がん, 熱傷, 感染など)
   □ 薬物の副作用 (食欲不振, 嘔気・嘔吐など)

意思力	: □ 食事への無関心

   □ 食事に関する嫌悪感
   □ 強い願望 (スリムになりたいなど)
   □ 悲嘆に伴うショックなど

知　識	: □(健康的な食事に関するなどの) 知識不足

   □(ダイエットの宣伝などの) 情報不足, 誤った情報
   □(ある種の食物を食べてはいけないなどの) 誤解

2 患者の飲食を助ける：適切に飲食する

看護問題2-2
過剰な栄養

定義：心身の成長・発達，および生命維持や健康の保持・増進のために必要な栄養が必要量以上に摂取されている状態

看護問題を判定するために必要な情報

特有の情報：□ 標準体重（生理的な体重）より20％以上多い体重
□ 上腕三角筋部の皮脂厚が，男性で15 mm以上，女性で25 mm以上

支持する情報：□ 活動量が少ない
□ 絶え間のない多量の食事摂取
□ 不規則な食生活（寝る前の食事，何かをしながら食べるなど）
□ 不安やストレスに反応した食事
□ 仕事上の会食のつき合いが多い
□ 否定的なボディイメージ
□ 人種的，文化的価値
□ 薬物療法中（食欲を刺激するような副作用のある）
□ サポートシステムの欠如（周囲の人の容貌への無関心)
□

看護問題の原因・誘因

体　力 ：□ 治療上の活動制限
　　　　　□ 薬物療法
　　　　　□ 摂食障害

意思力 ：□ コントロールできないという自覚
　　　　　□ 自尊心の低下
　　　　　□ 欲求不満
　　　　　□ 退屈の感情

知　識 ：□（生活習慣病に関するなどの）知識不足
　　　　　□（薬理作用に関するなどの）情報不足

2

② 患者の飲食を助ける：適切に飲食する

看護問題2−3
食事への不満足感

定義：食事が楽しくなく，満足感がない状態

2

看護問題を判定するために必要な情報

特有の情報 ：□ 食事の内容や食事のとり方に対する不
満の訴え

支持する情報 ：□ 身についた長年の食習慣の変更あるい
は維持の困難（時間，速度，場所，ス
タイル，食事作法など）
□ 食事介助をする人の交代
□ 食事療法中（ダイエット中）
□ 食事の際の同席者との関係の変化
□ 無理強いや強要を受けるなど
□ 民族的・文化的価値
□

看護問題の原因・誘因

体　　力	：□ 消化管・口腔内の異常
	□ 感覚器の異常（味覚・嗅覚など）
	□ 治療上の安静・規制，飲食
	□ 手術後
	□ 疼痛
	□

意 思 力	：□ 強い自尊感情
	□ 性格（自分の希望をとおすなど）
	□ 心配・不安

知　　識	：□（異文化圏の食に関する，食事作法に関するなどの）知識不足
	□（治療食の必要性に関するなどの）理解不足
	□（献立に関するなどの）誤った情報

3 患者の排泄を助ける：あらゆる排泄経路から排泄する

看護問題3－1
便　秘

定義：排便回数が減少し，硬く乾いた便を排泄している状態

看護問題を判定するために必要な情報

特有の情報	：□ 排便回数，量の極端な減少
	□ 硬い有形便（兎糞状）
	□ 触知できる便塊

支持する情報	：□ 排泄環境の不備（プライバシーが保てない）や環境の変化
	□ 残便感
	□ 腹部または直腸の膨満感・圧迫感の訴え
	□ 腹部または背部痛
	□ 排便困難の訴え
	□ 緩下剤・浣腸使用の訴え
	□ 肛門部の病変（痔・肛門裂傷や潰瘍など）
	□ 全身症状
	（食欲不振・嘔気・味覚不良・舌苔・倦怠感・慢性疲労・黄疸・頭痛など）
	□ ガスによる疼痛や鼓腸など
	□ 食事の不足や偏りの徴候
	□

看護問題の原因・誘因

体 力 ：□ 排便反射の欠如または不全
　　　　　□ 過度の緊張，ストレス
　　　　　□ 環境への不慣れ
　　　　　□ 消化管の病変（腫瘍による圧迫，狭窄，
　　　　　　裂傷，胆汁排泄障害など）
　　　　　□ 治療上指示された動けない状態
　　　　　□ 持続性ないし難治性の疼痛
　　　　　□ 老年・臨終
　　　　　□ 薬物療法（モルヒネ・コデイン・アト
　　　　　　ロピンなど）
　　　　　□ 代謝・内分泌系の障害
　　　　　□ 妊娠中，分娩後

意 思 力 ：□ 排泄援助への気がね
　　　　　　□ 排便習慣の再確立への意欲低下
　　　　　　□ 強くて誤った願望（危険なダイエット
　　　　　　　の強行など）
　　　　　　□ 不安，恐怖，ゆううつなど

知 識 ：□ (便秘への対処に関するなどの) 知識不足
　　　　　□ 学習された誤った習慣

3 患者の排泄を助ける：あらゆる排泄経路から排泄する

看護問題3－2
下　痢

定義：軟らかい液状の無形の便を頻回に排泄している状態

3

看護問題を判定するために必要な情報

特有の情報 ：□ 便の性状がゆるく，液状あるいは粘液様で頻回な便通

支持する情報 ：□ 腹部の痙攣（左側下腹部痛）
　　　　　　　　□ 腹痛
　　　　　　　　□ 腸雑音の亢進
　　　　　　　　□ 切迫した排便，しぶり
　　　　　　　　□ 肛門周囲の不快感，ただれ
　　　　　　　　□ 全身症状（嘔気・嘔吐，倦怠感，不快感，悪寒・発熱など）
　　　　　　　　□ 食欲不振，口渇，過食，水分の過剰摂取
　　　　　　　　□ 緩下剤の乱用
　　　　　　　　□ 体重減少
　　　　　　　　□ 特定の食品に対する下痢の既往
　　　　　　　　□

看護問題の原因・誘因

| 体 力 | :□ 消化・吸収の障害（消化管の腫瘍，潰瘍，炎症，硬化などに伴う） |

☐ ストレスや不安（腸の緊張低下または運動性の亢進）

☐ 感染・伝染性疾患状態（食中毒，食あたりなど）

☐ 老年，寝たきり，術後

☐ 薬物
（副交感神経刺激剤や交感神経抑制剤，抗腫瘍剤，抗生剤，化学療法剤など）

☐ 中毒（鉛，水銀など）

☐ 消化・吸収を阻害する食事内容
（高浸透圧の経管栄養，繊維質の多い食物，カフェインの消費の増加など）

☐ アレルギー

| 意思力 | :□ |

| 知 識 | :□（感染予防，食材の選択に関するなどの）知識不足 |

☐（食品の保管，薬剤の使用に関するなどの）誤った知識・誤解

③ 患者の排泄を助ける：あらゆる排泄経路から排泄する

看護問題3-3
便失禁

定義：個人の排便習慣が変化し，不随意に便を排泄している状態

看護問題を判定するために必要な情報

| 特有の情報 | ：□ 不随意な便の排泄の徴候

| 支持する情報 | ：□ 便意の欠如
　　　　　　　　□ 便を排泄したという自覚がない
　　　　　　　　□ 切迫した排便
　　　　　　　　□ 排泄場所（トイレ）の混雑，トイレの場所が遠いなど
　　　　　　　　□ 適応困難な事態の出現
　　　　　　　　□

看護問題の原因・誘因

体　力 ：□ 麻痺・神経障害
　　　　　□ 高齢（加齢に伴う筋力低下など）
　　　　　□ 意識障害
　　　　　□ 認知症（筋力のコントロール低下など）
　　　　　□ 錯乱
　　　　　□ 先天奇形
　　　　　□ 下痢
　　　　　□ 下部消化管の腫瘍
　　　　　□ 薬物
　　　　　　（下剤，副作用に下痢があるなどの）
　　　　　□ 極度の不安・恐怖，緊張
　　　　　□ 筋力低下，感覚の鈍麻

意思力 ：□ 排泄援助への気がね
　　　　　□ 排泄訓練の意欲の不足
　　　　　□ 淋しさ，甘え，嫉妬などによる退行

知　識 ：□ 排便訓練方法の習熟不足・理解不足

3

3 患者の排泄を助ける：あらゆる排泄経路から排泄する

看護問題3-4
尿失禁

定義：尿が不随意に排出される状態

3

看護問題を判定するために必要な情報

特有の情報：□：不随意な排尿の徴候
・尿意を感じたらすぐもれる
・反射的に尿がもれる
・少量ずつあふれるようにもれるなど

支持する情報：□ 尿意の切迫
□ 尿意の欠如
□ 少量ずつの排尿（100 mL以下）あるいは550 mL以上の排尿
□ トイレに間に合わないという
□ 立位での尿もれ
□ 頻尿（2時間ごとより頻回）
□ 膀胱充満感の欠如
□ 妊娠，分娩，産褥期
□ 肥満症
□ アルコール・カフェインの多飲量摂取
□ 排泄環境の不備（トイレの場所が遠い・混雑するなど）
□ 排尿訓練（ケーゲル体操）中

　　　　　□ 適応困難な事態の出現
　　　　　□

看護問題の原因・誘因

体　力 ：□ 加齢
　　　　□ 意識障害，認知症
　　　　□ 神経学的障害
　　　　□ 尿路の感染や炎症
　　　　□ 運動機能障害，感覚機能障害，認知機
　　　　　能障害
　　　　□ 妊娠・分娩
　　　　□ 手術（膀胱容量を減少するような）
　　　　□ 麻酔
　　　　□ 腹圧上昇（肥満や咳など）
　　　　□ 骨盤底筋群の脆弱化
　　　　□ 極度の不安や緊張・恐怖

意思力 ：□ 神経質・心配性
　　　　□ 気がね・遠慮
　　　　□ 排尿訓練の意欲の欠如
　　　　□ 淋しさ，甘え，嫉妬などによる退行

知　識 ：□（排泄援助を依頼することに関するなど
　　　　　の）知識不足

③ 患者の排泄を助ける：あらゆる排泄経路から排泄する

看護問題3－5
尿　閉

定義：膀胱に溜まった尿を排出できない状態，あるいは膀胱を完全に空にできない状態

3

看護問題を判定するために必要な情報

特有の情報 ：□ 少量で頻回の排尿，または排尿がない

支持する情報 ：□ 膀胱の充満感
□ 膀胱の拡張，膀胱痛の徴候
□ 排尿困難（間欠的な停止）
□ 排尿に伴う苦痛・疼痛の徴候
□ 尿線が細い
□ 溢流性（オーバーフロー性）尿失禁
□ 排尿感の欠如
□ 無尿
□ 残尿が多い
□ 水分摂取の減少
□

看護問題の原因・誘因

体　力	：□ 手術（腹腔下部）
	□ ストレスや不安，恐怖，動揺あるいは
	ヒステリー
	□ 老年
	□ 前立腺の狭窄や肥大，尿道の奇形など
	□ 産後の浮腫
	□ 腫瘍による膀胱や尿路の圧迫など
	□ 尿道の感染
	□ 尿道括約筋の攣縮や排尿筋の弛緩
	□ 膀胱の障害（感染や炎症など）
	□ 薬剤の使用（麻酔，向精神薬など）
	□ 疼痛

意思力	：□ 心配性・神経質
	□ 気がね，我慢

知　識	：□ 薬の副作用に関するなどの知識不足

③ 患者の排泄を助ける：あらゆる排泄経路から排泄する

看護問題3－6
排泄に伴う不快感

定義：排泄の際のプライバシーや身体的安楽が保持されず，苦痛や気がねを感じている状態

看護問題を判定するために必要な情報

特有の情報：□ 苦痛や気がねの訴え・しぐさ

支持する情報：□ 床上排泄（便器やオムツ, 尿器の使用）
　　　　　　　　□ 便器・尿器の共同使用
　　　　　　　　□ 排泄物の臭気
　　　　　　　　□ 個室ではない
　　　　　　　　□ 排泄の場所や様式の変化
　　　　　　　　□ 自力で排泄できない
　　　　　　　　□ 人工肛門造設
　　　　　　　　□ 留置カテーテル挿入
　　　　　　　　□

看護問題の原因・誘因

体　力	：□ 麻痺
	□ 視力障害
	□ 臨終，衰弱，倦怠感
	□ 装置・装具の装着
	□ ストーマ（人工肛門）
	□ 治療上の安静
	□ 疼痛
	□ 肛門部の病変（裂傷，炎症などの）
	□ 手術後，分娩後
	□ 四肢の欠損
	□ 環境への不慣れ
	□ 便秘，下痢，しぶり腹などの腹部症状

意思力	：□ 排泄援助への気がね
	□ 強い自尊感情
	□ 排泄様式へのこだわり

知　識	：□（安楽な排泄方法に関するなどの）知識 不足
	□（病態に関するなどの）理解不足
	□（快適な器具・装具に関するなどの）情 報不足
	□（排泄訓練の）習熟不足

4 歩行時および坐位, 臥位に際して患者が望ましい姿勢を保持するよう助ける. また患者が1つの体位からほかの体位へと身体を動かすのを助ける	: 身体の位置を動かし, またよい姿勢を保持する（歩く, すわる, 寝る, これらのうちのあるものをほかのものへかえる）

4

看護問題4－1
身体可動性の障害

定義：自力で身体の位置を動かし, よい姿勢を保持することができない状態

看護問題を判定するために必要な情報

特有の情報	: □ ベッド上での寝返り, 起き上がりが自分でできない □ 意思に伴う協調運動ができない

支持する情報	: □ 治療上の運動制限がある □ 治療上の可動制限がある □ 起立・歩行に必要な筋力が不足している □ 動くことへの不安の訴え □

看護問題の原因・誘因

| 体　力 | ：□ 年齢（高齢者など）
| | □ 筋骨格系障害
| | □ 神経系障害
| | □ 長期的な活動量の減退
| | □ 倦怠感
| | □ 疼痛
| | □ 手術（麻酔）
| | □ 各種チューブ・ドレーンの装着
| | □ 腹水の貯留
| | □ 胸水の貯留
| | □ 意識障害
| | □ ベッド上安静を要する状態
| | 　（貧血など）

| 意思力 | ：□ 抑うつ状態
| | □ 認知障害
| | □ 動こうとする気が起こらない（無為）

| 知　識 | ：□ 体位変換の必要性の知識不足
| | □ 活動しないことによる身体への影響の
| | 　知識不足
| | □ 悪い姿勢の身体への影響の知識不足
| | □ 病状に見合う補助具の選択とその使い
| | 　方の知識不足

4 　歩行時および坐位，：身体の位置を動かし，
　　臥位に際して患者が　またよい姿勢を保持
　　望ましい姿勢を保持　する（歩く，すわる，
　　するよう助ける．ま　寝る，これらのうち
　　た患者が１つの体位　のあるものをほかの
　　からほかの体位へと　ものへかえる）
　　身体を動かすのを助
　　ける

看護問題4－2

転倒・転落の危険性

定義：自力で身体の位置を動かし，よい姿勢を
保持することが困難なために，転倒・転落の危
険性が十分に予測される状態

看護問題を判定するために必要な情報

特有の情報 ：□ 発症後に転落や転倒の経験がある
　　　　　　　□ 起立・歩行に必要な筋力が不足している
　　　　　　　□ 歩行時，身体のバランスがとりにくい

支持する情報 ：□ ベッド上での寝返り，起き上がりに際
　　　　　　　　して疼痛がある
　　　　　　　□ 起立・歩行時に関節の疼痛が増強する
　　　　　　　□ 下肢に感覚麻痺がある
　　　　　　　□ 自分で動こうとする
　　　　　　　□

看護問題の原因・誘因

体　力 ：□ 年齢（高齢者など）
　　　　□ 筋骨格系障害
　　　　□ 神経系障害
　　　　□ 長期的な活動量の減退
　　　　□ 倦怠感
　　　　□ 疼痛
　　　　□ 手術（麻酔）
　　　　□ 意識障害
　　　　□ 認知症

意思力 ：□ 強い闘病意欲
　　　　□ 強い自立心
　　　　□ 自立の維持には動くことが必要という
　　　　　強い気持ち
　　　　□ 援助を求めることへの罪悪感

知　識 ：□ 病状に見合った動き方に関する誤った
　　　　　知識
　　　　□ 病状に見合う補助具の選択とその使い
　　　　　方の知識不足

4 歩行時および坐位，：身体の位置を動かし，
臥位に際して患者が　またよい姿勢を保持
望ましい姿勢を保持　する（歩く，すわる，
するよう助ける．ま　寝る，これらのうち
た患者が1つの体位　のあるものをほかの
からほかの体位へと　ものへかえる）
身体を動かすのを助
ける

4

看護問題4−3
褥創（瘡）の危険性

定義：自力で身体の位置を動かし，よい姿勢を
保持することが困難なために，褥創が十分に予
測される状態

看護問題を判定するために必要な情報

特有の情報 ：□ベッド上での寝返り，起き上がりが自
　　　　　　　分でできない
　　　　　　□意思に伴う協調運動ができない
　　　　　　□圧迫・ずれ・摩擦・湿潤を生じやすい

支持する情報 ：□治療上の運動制限がある
　　　　　　　□治療上の可動制限がある
　　　　　　　□皮膚が不潔になりやすい状況
　　　　　　　□長期の臥床が必要とされている
　　　　　　　□重症度が高く，栄養状態が不良である
　　　　　　　　状態

□

看護問題の原因・誘因

体　力 ：□ 全身状態の低下
（低アルブミン血症，耐糖能障害，貧血，
発熱，低血圧，るいそう）
□ 高齢
□ 便・尿失禁
□ 非経口摂取，摂取カロリーが低い
□ 基礎疾患に伴う体力の低下（脳神経障
害，肺炎，消化管出血，糖尿病など）
□ 手術（長時間にわたる手術，術前の血
清アルブミン値３ｇ／dL以下，体外循
環，整形外科領域の手術など）
□ 疼痛
□ 知覚障害
□ 意識障害
□ 認知症

意 思 力 ：□ 好褥傾向（動きたがらない）
□ 動くことへの過度な不安

知　識 ：□ 栄養状態改善に関する知識不足
□ 動き方がわからないなどの知識不足
□ 身体清潔の必要性に関する理解不足
□ 誤った知識（動いてはいけないなど）

5 患者の休息と睡眠を：睡眠と休息をとる 助ける

不十分な休養

定義：身体的・精神的な緊張から解放されるの に必要な休養をとることができていない状態

看護問題を判定するために必要な情報

特有の情報：□ 疲労感，倦怠感の訴え

支持する情報：□ 睡眠不足の身体的徴候
　　　　　　　（あくび，無表情，眼の下の隈）
□ 耐性・集中力の低下を示す行動
　（イライラ，無気力，無関心，失敗）
□ ストレスを示す言葉
□ 絶え間のない活動
□ 睡眠薬・麻薬の使用
□ ME 機器の装着
□ 人工臓器の使用
□ 各種チューブ・ドレーンの装着
□ 環境への不慣れ
□

看護問題の原因・誘因

体　力 ：□ 身体的苦痛（呼吸困難，痛み，痒み，
　　　　　不快，咳，倦怠感，空腹感，下痢，頻
　　　　　尿，失禁，吐気，嘔吐，器具の装着）
　　　　□ 筋・骨格系の障害
　　　　□ 治療上の安静
　　　　□ 環境への不慣れ

意 思 力 ：□ 起きていて何かを成し遂げたい気持ち
　　　　　□ 生活リズムを整える意欲の欠如
　　　　　□ 淋しさ・孤独感・ホームシック
　　　　　□ ある出来事に対する興奮，悲しみ，不
　　　　　　安，恐怖

知　識 ：□ 休養の必要性の自覚のなさ
　　　　□ 休養を妨害する物理的な環境（物音，
　　　　　におい）改善の知識不足

5 患者の休息と睡眠を：睡眠と休息をとる 助ける

看護問題5－2
睡眠の障害

定義：身体的・精神的な緊張から解放されるのに必要な持続的な睡眠をとることができない状態

看護問題を判定するために必要な情報

特有の情報 ：□ 寝つけないという訴え
　　　　　　□ 睡眠の途中で何度も覚醒する
　　　　　　□ 熟眠できない／不眠感の訴え

支持する情報 ：□ 頻回な睡眠薬の服用
　　　　　　　□ 頻回な麻薬の服用
　　　　　　　□ 睡眠不足の身体的徴候
　　　　　　　　（あくび，無表情，眼の下の隈）
　　　　　　　□ 耐性・集中力の低下を示す行動
　　　　　　　　（イライラ，無気力，無関心，失敗）
　　　　　　　□ 環境への不適応を示す言葉
　　　　　　　□

看護問題の原因・誘因

体　力 :□ 身体的苦痛（呼吸困難，痛み，痒み，
咳，空腹感，下痢，頻尿，失禁，吐気，
嘔吐，倦怠感，器具の装着）
□ 筋・骨格系の障害
□ 治療上の安静
□ 環境への不慣れ

意思力 :□ 睡眠薬への依存
□ 麻薬への依存
□ 起きていて何かを成し遂げたい気持ち
□ 規則正しい生活を整える意欲の欠如
□ 淋しさ・孤独感・ホームシック
□ ある出来事に対する興奮，悲しみ，不
安，恐怖

知　識 :□ 睡眠を促進する方法（音楽や読み物の
利用，身体の清潔，適切な寝具，安心
感を与える付添人）の知識不足
□ 睡眠を妨害する物理的な環境（物音，
におい）改善の知識不足

5

6 患者が衣類を選択し,: 適切な衣類を選び,
着たり脱いだりする　着脱する
のを助ける

看護問題6-1
更衣のセルフケアの不足

定義: 適切な衣類を選び, 自分で着脱すること
ができない状態

看護問題を判定するために必要な情報

特有の情報 : □ 外観よく衣類を身につけることができ
ない
□ 発達レベルに応じた衣類の着脱更衣が
できない
□ 更衣に必要な動作ができない

支持する情報 : □ 気候に適した衣類を身につけることが
できない
□ 清潔な衣類を身につけることができな
い
□ 身につける衣服に治療上の制限がある
□ 身につける衣服に生活上の制限がある
□ 暮らしに困るほどの貧困
□ 規則の強要を受けるなど
□

看護問題の原因・誘因

体　力 ： □ 筋骨格系障害
　　　　　□ 神経系障害
　　　　　□ 筋力の低下
　　　　　□ 倦怠感
　　　　　□ 動くことによる疼痛
　　　　　□ 温度感覚の低下
　　　　　□ 乳児，肢体不自由者，意識障害者，無
　　　　　　力者，認知症
　　　　　□ 衰弱・臨終
　　　　　□ 治療上の安静・活動制限

意 思 力 ： □ 抑うつ状態
　　　　　□ 依存的傾向
　　　　　□ 自尊感情の低下
　　　　　□ 精神の自由の喪失
　　　　　　（衣類の選択を許されないこと，自分の
　　　　　　意にそぐわない衣類を押しつけられる
　　　　　　ことなどによる）
　　　　　□ 整容に対する無関心

知　識 ： □ 適切な衣類に関する知識不足

7 **患者が体温を正常範囲内に保つのを助ける** ： 衣類の調節と環境の調整により，体温を生理的範囲内に維持する

看護問題7－1
低体温

定義：体温が生理的範囲以下であり，衣類および環境調整により体温を生理的範囲に維持できない状態

看護問題を判定するために必要な情報

| 特有の情報 |：□ 腋窩検温で右記の体温（成人…36.0℃以下，小児…36.5℃以下）

| 支持する情報 |：□ 軽い戦慄
　　　　　　　　□ 蒼白い皮膚の色
　　　　　　　　□ 蒼白い爪床の色
　　　　　　　　□ 冷感のある皮膚
　　　　　　　　□ 寒気の訴え
　　　　　　　　□ 頻脈
　　　　　　　　□

看護問題の原因・誘因

| 体　力 |：□ 新生児・乳児・幼児・高齢者
　　　　　□ 体温調節中枢の障害
　　　　　　（腫瘍，外傷，損傷など）

□ 薬物（鎮痛剤など）
□ 栄養不良
□ 手術直後
□ 代謝率の低下
□ ショック
□ 脱水
□ アルコール摂取
□ 貧血
□ 寒冷，雨，雪，風への曝露

意思力 ：□ 混乱・錯乱
□ うつ状態
□ 行動意欲の低下・消失
　・活動をしない
　・飲食しない
　・温湿度を調節しない
　・衣服・寝具を調節しない

知　識 ：□ エネルギー生産（活動，飲食など）に
　　関する知識不足
□ 服装・寝具の調節に関する知識不足
□ 環境条件（温湿度）の調節に関する知
　　識不足

⑦	患者が体温を正常範囲内に保つのを助ける	衣類の調節と環境の調整により，体温を生理的範囲内に維持する

高体温

定義：体温が生理的範囲以上であり，衣類および環境調整により体温を生理的範囲に維持できない状態

看護問題を判定するために必要な情報

特有の情報 ：□ 腋窩検温で右記の体温（成人…37.0℃以上，小児…37.5℃以上）

支持する情報 ：□ 悪寒・戦慄
　　　　　　　□ 発汗
　　　　　　　□ 口渇感，口唇の乾燥
　　　　　　　□ 紅潮した皮膚
　　　　　　　□ 熱感のある皮膚
　　　　　　　□ 倦怠感，脱力感
　　　　　　　□ 頭痛
　　　　　　　□ 全身の関節痛
　　　　　　　□ 呼吸数の増加
　　　　　　　□ 頻脈
　　　　　　　□ 食欲不振，食欲低下
　　　　　　　□ 暑いという訴え

□

看護問題の原因・誘因

体　力 ：□ 新生児，乳児，幼児，高齢者
　　　　　□ 感染，熱傷，悪性腫瘍，貧血など
　　　　　□ 体温調節中枢の障害
　　　　　　　（腫瘍，外傷，損傷など）
　　　　　□ 意識障害
　　　　　□ 薬物（抗がん剤など）
　　　　　□ 輸血
　　　　　□ 手術後
　　　　　□ 透析
　　　　　□ 脱水，発汗不能または発汗低下
　　　　　□ 代謝率の増加
　　　　　□ 肥満

意思力 ：□ 過度の活動意欲
　　　　　□ 混乱・錯乱，ヒステリー
　　　　　　　・水分を摂取しない
　　　　　　　・温湿度を調節しない
　　　　　　　・衣服・寝具を調節しない　など

知　識 ：□ エネルギー生産（活動，食事など）に
　　　　　　　関する知識不足
　　　　　□ 服装・寝具の調節に関する知識不足
　　　　　□ 環境条件（温湿度）の調節に関する知
　　　　　　　識不足

7

8 患者が身体を清潔に：身体を清潔に保ち，
保ち，身だしなみよ　身だしなみを整え，
く，また皮膚を保護　皮膚を保護する
するのを助ける

看護問題8−1
皮膚・粘膜の清潔の不足

定義：身体の皮膚・粘膜の清潔を保持できず，個々
の清潔の基準が下がっている状態

看護問題を判定するために必要な情報

特有の情報：□ 皮膚，毛髪，爪，陰部，肛門周囲，鼻，
　　　　　　　　口，歯などの汚れ
　　　　　　　□ 皮膚，毛髪，爪，陰部，肛門周囲，鼻，
　　　　　　　　口，歯などの悪臭

支持する情報：□ 皮膚，毛髪，爪，陰部，肛門周囲，鼻，
　　　　　　　　口，歯などの不快感
　　　　　　　□ 皮膚，粘膜の落屑，乾燥，湿潤
　　　　　　　□ 清潔行動が自力でとれない
　　　　　　　□

看護問題の原因・誘因

体　力：□ 年齢（新生児，乳児，幼児，高齢者）
　　　　　□ 外傷
　　　　　□ 四肢の欠損
　　　　　□ 骨，筋肉，関節の障害，神経障害，意

識障害
- ☐ 手術後
- ☐ 視覚，嗅覚など知覚障害
- ☐ 治療上の安静
- ☐ 装置・装具の装着
- ☐ 疼痛
- ☐ 倦怠感・脱力感，筋力低下
- ☐ 失禁，下痢
- ☐ カテーテルの挿入
- ☐ 腹水，浮腫
- ☐ 肥満
- ☐ 妊娠・産褥
- ☐ 精神障害（うつ状態，強迫現象など）
- ☐ 精神的発達の遅れ

意思力 ：
- ☐ 自尊感情の欠如
- ☐ 依存的
- ☐ 清潔行動をとることへの不安
- ☐ 無関心・無気力

知　識 ：
- ☐ 身体の皮膚，粘膜の清潔の必要性に関する知識不足
- ☐ 清潔方法に関する知識不足
- ☐ 自分の病態に関する理解不足

8 **患者が身体を清潔に：**身体を清潔に保ち，
保ち，身だしなみよ身だしなみを整え，
く，また皮膚を保護皮膚を保護する
するのを助ける

看護問題8-2
不適切な身だしなみ

定義：個々が身だしなみを整えることができない，
または他人に受け入れられにくい身だしなみを
している状態

看護問題を判定するために必要な情報

支持する情報 ：□ 無精ひげ
　　　　　　　□ 手入れがされていない爪
　　　　　　　□ 鼻汁，鼻垢
　　　　　　　□ 毛髪の乱れ
　　　　　　　□ 皮膚，毛髪，爪，陰部，肛門周囲，鼻，
　　　　　　　　　口，歯などの汚れやにおい
　　　　　　　□ 体臭
　　　　　　　□ 不快なにおい（強い香料の化粧品の使
　　　　　　　　　用）
　　　　　　　□ TPOに合わない厚化粧
　　　　　　　□ 清潔欲求の欠如（ケアに対する訴えが
　　　　　　　　　きかれない）
　　　　　　　□ 治療上の規制を受けている

8

看護問題の原因・誘因

体　力	：□ 衰弱
	□ 外傷
	□ 四肢の欠損
	□ 骨，筋肉，関節の障害，神経障害，意識障害
	□ 手術後
	□ 視覚，嗅覚など知覚障害
	□ 装置・器具・装具の装着
	□ 痛み
	□ 失禁状態
	□ 精神障害
	（躁うつ状態，強迫現象など）
	□ 精神的発達の遅れ

意思力	：□ 自尊感情の欠如
	□ 身だしなみに対する無関心
	□ 長年の習慣（脱ぎたがらない）

知　識	：□ 身体の皮膚，粘膜の清潔の必要性に関する知識不足
	□ 清潔方法に関する知識不足
	□ 自己の身だしなみの他者への影響についての認識不足

8

8 患者が身体を清潔に：身体を清潔に保ち，
保ち，身だしなみよ　身だしなみを整え，
く，また皮膚を保護　皮膚を保護する
するのを助ける

看護問題8－3
皮膚・粘膜の感染の危険性

定義：身体の皮膚・粘膜の清潔が保持できず，
清潔の基準が下がっているため，感染（皮膚，
口腔内，肛門部，尿路など）を受けやすくなっ
ている状態

看護問題を判定するために必要な情報

支持する情報：□ 皮膚，毛髪，爪，陰部，肛門周囲，鼻，
　　　　　　　　口，歯などの汚れ
　　　　　　　□ 皮膚，毛髪，爪，陰部，肛門周囲，鼻，
　　　　　　　　口，歯などの悪臭
　　　　　　　□ 清潔行動がとれない
　　　　　　　□ 皮膚，粘膜の落屑，乾燥，湿潤
　　　　　　　□ 皮膚，毛髪，爪，陰部，肛門周囲，鼻，
　　　　　　　　口，歯などの不快感
　　　　　　　□ 感染予防に対する無知の徴候
　　　　　　　□ 不潔な衣類の着用
　　　　　　　□ 免疫力の低下の徴候（白血球数や血球
　　　　　　　　像の異常など）
　　　　　　　□ 薬物療法中（抗がん剤など）
　　　　　　　□

看護問題の原因・誘因

| 体　力 | ：□ 年齢（新生児，乳児，幼児，高齢者）
□ 衰弱
□ 外傷，手術創
□ 皮膚の損傷・炎症
□ 悪液質
□ オムツ着用（成人）
□ 留置カテーテル挿入
□ IVH，DIV実施中
□ 下痢，失禁状態
□ 分娩および産褥
□ 免疫力の低下（血液疾患，代謝障害，肝臓障害，腎臓障害，内分泌障害，薬物療法などによる）
□ 浮腫，腹水・胸水の貯留
□ 精神障害（うつ状態，強迫行動など）

8

| 意思力 | ：□ 依存的・他人まかせ
□ 清潔への無関心

| 知　識 | ：□ 感染に関する知識不足
□ 感染予防の必要性に関する知識不足
□ 清潔方法に関する理解不足
□ 精神的発達の遅れ

8 患者が身体を清潔に：身体を清潔に保ち，
保ち，身だしなみよ　身だしなみを整え，
く，また皮膚を保護　皮膚を保護する
するのを助ける

看護問題8－4
清潔行為への不満足感

定義：個々が生理的必要度と希望に応じた方法
で身体の皮膚・粘膜の清潔を保持できず満足感
が得られていない状態

看護問題を判定するために必要な情報

特有の情報 ：□ 清潔行動に関する不快感や不満足感の
　　　　　　　　訴え（言葉・しぐさ）

8

支持する情報 ：□ 清潔行動のための設備，物品の不足
　　　　　　　　（愛用のヘアブラシやタオル，歯ブラシ
　　　　　　　　がないなど）
　　　　　　　□ 個々の希望に応じていない清潔の方法
　　　　　　　　と回数の不足
　　　　　　　　・入浴できないまたは回数が少ない
　　　　　　　　・好みでない口腔内および口唇の清潔
　　　　　　　　　や手入れ法
　　　　　　　□ 個々の好みでない整容
　　　　　　　　・結髪の不足
　　　　　　　　・気に入らない髪型
　　　　　　　　・頭髪の不快なにおい

        ・毎日ひげ剃りができない

        ・爪の手入れ不足

    □ 思い通りに化粧できないことへの不満
      の徴候

    □

看護問題の原因・誘因

体　力 ：□ 外傷
       □ 四肢の欠損
       □ 骨，筋肉，関節の障害，神経障害，意
         識障害
       □ 手術後，分娩後
       □ 治療上の安静
       □ 治療上の規制（装置・器具・装具の装
         着など）
       □ 疼痛
       □ 倦怠感・脱力感
       □ 衰弱・臨終

意思力 ：□ 強い自尊感情
       □ 清潔習慣へのこだわり
       □ 援助への遠慮・気がね

知　識 ：□ 自分の病態に関する理解不足
       □ 誤った知識・情報（産後の洗髪は禁忌
         であるなど）

8

9 | 患者が環境の危険を：環境のさまざまな危
避けるのを助ける．　険因子を避け，また
また感染や暴力など，他者を傷害しないよ
特定の患者がもたら　うにする
すかもしれない危険
からほかの者を守る

看護問題9−1
快適な環境調整の困難

定義：自分で自由に環境を調整することができず，
快適な生活環境になっていない状態

看護問題を判定するために必要な情報

特有の情報 ：□ 自力で環境調整ができない

支持する情報 ：□ ベッド周囲の物品の配置に対する不自
　　　　　　　　由さの訴え
　　　　　　□ 不適切な温湿度や照明，不十分な換気，
　　　　　　　　すきま風
　　　　　　□ 騒音，悪臭，塵埃など
　　　　　　□ ベッド周囲の不潔な物品（使用後の食
　　　　　　　　器や洗面用具など）
　　　　　　□ ベッドリネンの換気不足やしわ
　　　　　　□

看護問題の原因・誘因

| 体　力 | :□ 新生児・乳児・幼児・高齢者
　　　　□ 衰弱・臨終
　　　　□ 手術中・直後・分娩時
　　　　□ 意識障害
　　　　□ 精神障害, 錯乱
　　　　□ 倦怠感・脱力感
　　　　□ 治療上の活動制限 (安静, 抑制, 隔離, 無菌室など)
　　　　□ 疼痛
　　　　□ 運動機能障害, 筋力の低下
　　　　□ 呼吸障害
　　　　□ 貧血
　　　　□ チューブ・ドレーン類の挿入や留置

| 意思力 | :□ うつ状態・無関心
　　　　□ 本人のもつタブー (こだわり)
　　　　□ なげやり

9

| 知　識 | :□ 環境の調整方法に関するなどの知識不足 (依頼に関する無知)
　　　　□ 病院の備品や器具の操作方法への不慣れ・理解不足

9 　患者が環境の危険を：環境のさまざまな危
　　避けるのを助ける．　険因子を避け，また
　　また感染や暴力など，他者を傷害しないよ
　　特定の患者がもたら　うにする
　　すかもしれない危険
　　からほかの者を守る

看護問題9－2
環境由来の事故の危険性

定義：自分で自由に環境を調整することができ
ないために，環境由来の事故が起こる危険性の
ある状態

看護問題を判定するために必要な情報

支持する情報：□ 安全な環境を自力で調節できない
　　　　　　　□ 危険なものが周囲にある
　　　　　　　　・湯たんぽ貼用中
　　　　　　　　・O₂使用中
　　　　　　　　・消毒剤，殺虫剤が身近にある
　　　　　　　□ 事故のおそれのある治療環境にいる
　　　　　　　　・点滴静脈内注射やIVHのラインの位置
　　　　　　　□ 不適切な温湿度や照明，不十分な換気，
　　　　　　　　すきま風
　　　　　　　□ 騒音，悪臭
　　　　　　　□ ベッド周囲の障害物（ぶつかりそうな
　　　　　　　　物品の存在）
　　　　　　　□ 安全を守るための方法について学習で
　　　　　　　　きていない

□ 精神錯乱・精神疾患
□ 器具・装具の装着
□ 身体可動性の障害
□ 初めての，あるいは不慣れな環境
□

看護問題の原因・誘因

体　力　：□ 新生児・乳児・幼児・高齢者
　　　　　　□ 手術・分娩
　　　　　　□ 精神障害，精神錯乱，うつ状態
　　　　　　□ 倦怠感，脱力感
　　　　　　□ 衰弱・臨終
　　　　　　□ 意識障害，神経障害，視覚障害
　　　　　　□ 運動機能障害，筋力低下
　　　　　　□ 疼痛
　　　　　　□ 環境への不慣れ
　　　　　　□ チューブ・ドレーン類の挿入や留置

意 思 力　：□ 無関心
　　　　　　□ 本人のもつタブー
　　　　　　□ 過度の自信

知　　識　：□（何が危険であるかわからないなどの）
　　　　　　　　知識不足
　　　　　　□ 情報不足（危険なことについて知らされていない）
　　　　　　□ 誤った知識・誤解，あいまいな知識
　　　　　　　（器具の操作法に関することなど）

9 患者が環境の危険を：環境のさまざまな危
避けるのを助ける．　険因子を避け，また
また感染や暴力など，他者を傷害しないよ
特定の患者がもたら　うにする
すかもしれない危険
からほかの者を守る

看護問題9-3
環境由来の感染の危険性

定義：自分で自由に環境を調整することができ
ないために，環境由来の感染（呼吸器系）を起
こす危険性のある状態

看護問題を判定するために必要な情報

支持する情報：□ 清潔な環境を自力で調整できない
　　　　　　　　・有害な小動物や昆虫（ハエ，ゴキブ
　　　　　　　　　リ，蚊，ネズミなど）がいる
　　　　　　　　・ベッドのリネン類が汚染，湿潤して
　　　　　　　　　いる
　　　　　　　　・ベッド周囲に塵埃がみられる
　　　　　　　　・不適切な温湿度や照明，不十分な換
　　　　　　　　　気，すきま風
　　　　　　　□ 家具，設備，物品などの汚れ
　　　　　　　□ 悪臭
　　　　　　　□ 清潔観念に対する誤った知識，また清
　　　　　　　　潔観念が身についていない
　　　　　　　□ 感染症（インフルエンザなど）に罹患

9

　　　　した人の面会
　　□ 免疫力低下の徴候
　　□ 薬物療法中（抗がん剤など）
　　□

看護問題の原因・誘因

体　力 ：□ 新生児・乳児・幼児・高齢者
　　　　□ 栄養不良
　　　　□ 衰弱・臨終
　　　　□ 免疫力の低下（肝臓・腎臓の障害，血
　　　　　　液疾患，抗がん剤などの薬物療法によ
　　　　　　るなど）
　　　　□ 手術，分娩

意思力 ：□ うつ状態，無気力
　　　　□ 本人のもつタブー（こだわり）

知　識 ：□（感染予防，薬理作用・副作用などに関
　　　　　　するなどの）知識不足
　　　　□ 誤った知識・誤解（感染予防法などに
　　　　　　関するなど）

9

9 患者が環境の危険を：環境のさまざまな危
避けるのを助ける．　険因子を避け，また
また感染や暴力など，他者を傷害しないよ
特定の患者がもたら　うにする
すかもしれない危険
からほかの者を守る

看護問題9-4
他人に害を与える可能性

定義：知らずに他人を傷害したり，感染を引き
起こしてしまう危険性のある状態

看護問題を判定するために必要な情報

支持する情報 ：□ 伝染病の多い地域からの帰国者
　　　　　　　□ 感染症患者との接触の既往
　　　　　　　□ 無意識的に他者を傷つけた既往
　　　　　　　　（精神疾患，アルコール依存症，薬物依
　　　　　　　　存症など）
　　　　　　　□ 排泄物や汚物の不適切な処理
　　　　　　　□ 無菌操作の不徹底
　　　　　　　□

看護問題の原因・誘因

体　力	：□ 意識障害
	□ 認知症
	□ 感染症の潜在（または保菌者）
	□ 精神錯乱，躁状態
	□ 精神発達遅滞
	□ ヒステリー，パニック状態
	□ 発作的・衝動的な性格
	□ 恐怖，激怒

意思力	：□ 自己中心的な性格

知　識	：□ (感染ルートや予防に関するなど) 知識不足
	□ 病識の欠如

9

10 **患者が他者に意思を伝達し，自分の欲求や気持ちを表現するのを助ける** ：自分の感情，欲求，恐怖あるいは"気分"を表現して他者とコミュニケーションをもつ

看護問題10−1
コミュニケーションの障害

定義：自分の感情，欲求，恐怖あるいは"気分"を言語的・非言語的に十分に表現することができない状態や相手の表現を理解する能力が低下または欠如している状態

看護問題を判定するために必要な情報

特有の情報 ：
- 言語的コミュニケーション能力の不足
- コミュニケーションにおける不満足の表現

支持する情報 ：
- 発声困難
- 呼吸困難
- 記憶喪失や失見当識，意識障害など
- 患者の思いや要望を解釈・代弁する人の不在など
- その文化圏の言語を話せないなど（方言・言語の違いなど）
- 事象を認識することができない状態
- どもり（吃音）のある人
- 意思疎通ができないために心の動きが下記のように身体上に表現されるなど
  ・早鐘のような心臓の鼓動の高まり
  ・速迫した呼吸
  ・紅潮した顔色
  ・心が沈んだときの姿勢や表情や動作

10

の変化など
☐ 話が飛ぶ，思考の混乱・論旨の飛躍が
みられるなど
☐ 他者にわかりにくい言葉や仕草
☐ 身についたコミュニケーション手段の
変更の必要
☐ 精神的発達の遅れがみられる人

看護問題の原因・誘因

体　力 ：☐ 年齢（新生児，乳・幼児，高齢者）
☐ 衰弱，臨終
☐ 特定の感覚の喪失（耳が聞こえないなど）
☐ 麻酔下
☐ 口部の奇形（口唇裂・口蓋裂）など
☐ 気管内挿管，気管切開など
☐ 疼痛
☐ 口腔・咽頭・喉頭・食道の病変など
☐ 意識障害

意思力 ：☐ 意思疎通の意欲の低下
☐ 抑うつ状態
☐ 放心状態（心的外傷後ストレス障害；
PTSDなど）
☐ 性格・生活信条（感情表出を恥と考え
るなど）
☐ 怒り，不安，恐怖
☐ ヒステリー

知　識 ：☐ (コミュニケーション手段に関するなど
の）情報不足
☐ (受けられるケアの内容について知らな
いなどの）知識不足
☐ 判断力の不足（何を伝えるべきかがわ
からない）
☐ 精神的発達の遅れ（読み書きができな
いなど）

10

10 **患者が他者に意思を　：**自分の感情，欲求，恐
伝達し，自分の欲求　怖あるいは"気分"を
や気持ちを表現する　表現して他者とコミュ
のを助ける　ニケーションをもつ

看護問題10-2
疎外感・孤立感

定義：自己の状態や存在が，他者に受け入れら
れていない（理解されていない）という感じを
抱いている状態

看護問題を判定するために必要な情報

特有の情報 ：□ 他者からの理解や関心の不足・欠如を
嘆く言動

支持する情報 ：□ 長期入院・入所に伴う面会者の減少など
□ 看護度の低さ（直接的なケアが少ない
など）
□ 会いたい人に会えないという言葉
□ 治療のための長期の隔離
□ コミュニケーション障害
□ 自己概念の障害（ボディイメージの変
化，予後への気がかりなど）
□

10

看護問題の原因・誘因

体　力 ：□ 隔離（伝染性疾患状態によるなど）
　　　　□ 活動制限（治療上の安静・運動能力の
　　　　　喪失など）
　　　　□ 呼吸障害（意思疎通の困難など）
　　　　□ 感覚器の障害（見えない・聞こえない
　　　　　など）
　　　　□ 年齢（小さいから，年寄りだから）
　　　　□ 記憶，記銘力の障害

意思力 ：□ 意思表出意欲の喪失
　　　　□ 放心状態（心的外傷後ストレス障害；
　　　　　PTSDなど）
　　　　□ 混乱・錯乱
　　　　□ 非社交的な性格（内気, 人見知りなど）

知　識 ：□ 精神的発達の遅れ
　　　　□ 社会性の遅れ
　　　　□ 病態や状況の説明不足・理解不足
　　　　□ 情報が少ないための知識不足
　　　　□ 異文化理解の不足（異文化圏における
　　　　　言語表現方法を知らないなど）

10

| 10 | 患者が他者に意思を伝達し，自分の欲求や気持ちを表現するのを助ける | 自分の感情，欲求，恐怖あるいは"気分"を表現して他者とコミュニケーションをもつ |

看護問題10-3
自己受容の不足

定義：個人が，病気や障害をもった自分の状況・状態をありのままに受け入れることができない状態

看護問題を判定するために必要な情報

特有の情報 ：□ 患者が自分の現状を認知・受容していないことを示す言動（私に……が起こるはずがないなど）

支持する情報 ：□ 初めての事態への直面（入院・入所，罹患，治療や検査・処置・手術など）
□ 死への直面，再発や再発作のおそれのある疾患への罹患
□ サポートシステムの喪失や不足
□ 悲嘆
□ 自己概念の障害（ボディイメージの変化，予後への気がかり）
□ ノンコンプライアンス（治療法を遵守しない）
□ 精神的発達の遅れがある人

10

　　　　□ 他者の意見を受け入れない性格
　　　　□ 治療法と個人の信条や価値観との対
　　　　　　立・葛藤
　　　　□

看護問題の原因・誘因

体　力　：□ 特定の器官の喪失（切除・切断など）
　　　　　　□ 特定の機能の喪失
　　　　　　□ 発病や発症
　　　　　　□ 事故への遭遇や受傷
　　　　　　□ 意識障害
　　　　　　□ 衰弱・臨終
　　　　　　□ 加齢

意思力　：□ 無気力・落胆
　　　　　　□ ゆううつ・なげやりな態度

知　識　：□（人工臓器の存在，形成手術に関するな
　　　　　　　　どの）知識不足・情報不足
　　　　　　□ 誤った知識（心疾患は死病であるなど）
　　　　　　□ 過去の経験への過信や固執

10

10 **患者が他者に意思を伝達し，自分の欲求や気持ちを表現するのを助ける**：自分の感情，欲求，恐怖あるいは"気分"を表現して他者とコミュニケーションをもつ

看護問題10－4
不　安

定義：個人が，特定できない何らかの原因や誘因に対して，漠然とした心配や気がかりなどの不快を感じている状態

看護問題を判定するために必要な情報

特有の情報 ：□ 悩みや心配ごとの訴え
　　　　　　□ 不安を示す以下のような表現・徴候
　　　　　　　・心臓の鼓動の高まり，血圧の上昇
　　　　　　　・切迫した呼吸
　　　　　　　・紅潮した顔色や緊張の表情
　　　　　　　・手の震え・落ちつきのなさ
　　　　　　　・沈んだ表情，眠れないという訴え，食欲不振など

10

支持する情報 ：□ 死への直面
　　　　　　　□ 再発や再発作のおそれ
　　　　　　　□ 初めての困った事態
　　　　　　　　（入院・入所，病気への罹患，治療や検査・処置・手術など）
　　　　　　　□ 家族や友人から引き離されているなど

□ 家族や大切な人の喪失
□ 入院・入所などによる人間関係の変化
　についての気がかり
□ 宗教上の助言者に会いたがる
□ 役割遂行上の困難
□ 自己概念の障害（ボディイメージの変
　化，予後への気がかり，価値観の対立
　など）
□

看護問題の原因・誘因

体　力 ：□ 発達段階
　　　　　□ 特定の感覚の喪失（見えない・聞こえ
　　　　　　ない）
　　　　　□ 衰弱・臨終
　　　　　□ 運動能力の喪失や低下
　　　　　□ 病状の悪化・変化
　　　　　□ 未経験，不慣れ

意思力 ：□ 性分（心配性・神経質など）

知　識 ：□ 情報不足・説明不足によるなどの知識
　　　　　　不足
　　　　　□ 説明が難しかったなどの理解不足
　　　　　□ 精神的発達の遅れ
　　　　　□ 誤った病識
　　　　　□ 誤解

10

11 患者が自分の信仰を：自分の信仰に従って
実践する，あるいは　礼拝する
自分の善悪の考え方
に従って行動するの
を助ける

看護問題11−1
教義や信仰の阻害

定義：自分の信仰や信条・思想・教義に従うことや生活の仕方が阻害された状態

看護問題を判定するために必要な情報

特有の情報：□ 信仰や信条に従うことや，生活の仕方をすることの阻害の訴えや場面

支持する情報：□ 民族，主義，人種などの差別
□ 関係者の法的義務の不履行
□ 患者・クライエントの秘密が守られない
□ 他者からのある種の思想の強要
□ 宗教に基づいた生活の仕方の阻害（礼拝に行く，断食をするなど）
□ 牧師の訪問を受ける・牧師と話すなどができないなど
□ 信条や宗教上の規範と診療方針との対立・葛藤など
□ 貧困（信仰に基づいた行動をとる手段が得られないなど）

     □ 周囲の人々の無理解の実態
     □ 生活環境の変化（入院や入所など）

看護問題の原因・誘因

体 力 ： □ 年齢（生活信条を理解してもらえない
         などのジェネレーションギャップ）
     □ 衰弱・臨終（信仰に基づいた行動が思
         うようにとれない）
     □ 治療上の安静（礼拝に行けない，礼拝
         ができない）
     □ 麻酔（権利の行使ができない）
     □ プライバシーが保てない状況

意 思 力 ： □ 教義を行う意欲の低下や喪失
     □ 罪の意識

知 識 ： □ (信仰や生活信条を継続することについ
        て）情報不足
     □ (治療を損なう生活信条の変更について
        の）理解不足
     □ 精神的発達の遅れ

11

12 患者の生産的な活動 ：達成感をもたらすよ
あるいは職業を助ける うな仕事をする

看護問題12−1
役割遂行の困難

定義：身体的あるいは精神的な病状や障害のために生産的な活動（社会的役割遂行）ができなくて達成感や充実感をもてないでいる状態

看護問題を判定するために必要な情報

特有の情報：□ 達成感・充実感のある役割遂行（生産的活動）が困難である状態

支持する情報：□ 身体的な能力の変化や限界（家庭や学校，地域社会，職場，病院における諸役割遂行のための）
□ 機能回復のための社会資源の不足や欠如
　・人的資源：セラピスト（OT／PT／その他の療法士, 就職カウンセラー）
　・物的資源：機能訓練のための機関や施設, 設備の不足など
□ 役割の変化に対する不適応
□ 役割の変化に対する否定
□ 自己と他者の役割認識の相違
□ 役割に対する知識の不足・欠如
□ 治療過程から目標がもてないでいる状態
□ 治療法がないと当人が知っている疾患への罹患

12

□

看護問題の原因・誘因

体　力 ：□年齢（学童期，青年期，中・高年，更
　　　　　　年期，後期高齢者）
　　　　　□特定の感覚の喪失や障害（聴覚，視覚，
　　　　　　平衡覚，触覚など）
　　　　　□運動（活動）能力の喪失
　　　　　□治療上の安静
　　　　　□衰弱，臨終，末期の状態
　　　　　□疼痛や発熱，倦怠感など
　　　　　□長期の入院
　　　　　□性的行為の制約や障害
　　　　　　（妊・産・褥婦など，泌尿器・生殖器疾
　　　　　　患・ストーマ造設者など）

意思力 ：□不安・恐怖・動揺
　　　　　□なげやり・ゆううつ・逃避的な態度
　　　　　□意欲・性欲の減退や喪失
　　　　　□役割遂行の意義の喪失

知　識 ：□(役割変更への対処法に関するなどの)
　　　　　　知識不足・情報不足
　　　　　□精神的発達の遅れ
　　　　　□誤った知識や誤解・思い込み（再起の
　　　　　　手段がないなどの）

12

12 患者の生産的な活動　：達成感をもたらすよ
　　あるいは職業を助ける　うな仕事をする

看護問題12－2
自己の無価値感

定義：社会的役割遂行が困難なために，自分の
価値を見いだせないでいる状態

看護問題を判定するために必要な情報

特有の情報：□ 自己の無価値感あるいは無用感に関す
　　　　　　　　る言動
　　　　　　　　（私は何の役にもたたない・何もできな
　　　　　　　　い，自分が情けないとため息をつくなど）

支持する情報：□ 消極的で受動的，元気のない様子
　　　　　　　　□ 攻撃的あるいは防衛的など
　　　　　　　　□ 卑屈な態度を示す言動など
　　　　　　　　□ 投げやりな態度（ケアに参加しない，
　　　　　　　　　生きていても仕方ないというなど）
　　　　　　　　□ 家族や友人からの役割期待の欠如：
　　　　　　　　　「あてにしていない」といわれたなど
　　　　　　　　□ サポートシステムの不在（訪問者がい
　　　　　　　　　ない，独居など）
　　　　　　　　□ 日々の生活に事欠くような貧困
　　　　　　　　□ 生理的能力減退の訴えや不定愁訴
　　　　　　　　□ 自己概念の障害（ボディイメージの低
　　　　　　　　　下，自己尊重の低下など）

12

□

看護問題の原因・誘因

| 体　力 | :□ 行動（運動）能力の喪失（仕事につけ
ない，学校に行けない，家事ができな
いなど）
□ 特定の感覚の喪失（中途失明などの役
割遂行を阻害するような）
□ 衰弱，臨終
□ 末期の状態
□ 治療上の安静
□ 疼痛
□ 性機能障害
□ 長期の入院

| 意思力 | :□ 孤独や貧困
□ 傷ついたプライド
□ なげやりな生活態度
□ 否定的なボディイメージ

| 知　識 | :□ 知識不足（無価値感を克服するための
手段に関するなど）
□ 情報の混乱や誤った・偏った情報
□ 誤解

12

13 患者のレクリエーション活動を助ける ： 遊び，あるいはさまざまな種類のレクリエーションに参加する

看護問題13－1
気分転換の不足

定義：病気などにより生活の変化や気分転換，慰安，レクリエーションなどの機会がなく，できない状態

看護問題を判定するために必要な情報

| 支持する情報 |：□ 退屈であるというような患者の言葉
　　　　　　　　□ 健康時の趣味や娯楽に匹敵する活動の機会の欠如
　　　　　　　　□ 暗い表情
　　　　　　　　□ 単調で変化のない生活
　　　　　　　　　　・面会人が少ない
　　　　　　　　　　・比較的孤独な場合
　　　　　　　　□ 慢性期，回復期
　　　　　　　　□

看護問題の原因・誘因

体　力 :□ 年齢(幼児，学童，青年，成人，老人)
　　　　　□ 臨終，衰弱
　　　　　□ 聴・視・平衡・触覚・方向などの感覚
　　　　　　の喪失
　　　　　□ 運動能力の喪失
　　　　　□ 治療上の安静
　　　　　□ 部分的外傷，創傷
　　　　　□ 感染症による隔離
　　　　　□ 持続性ないし難治性の疼痛
　　　　　□ 長期間の療養，入院

意思力 :□ 無気力，無関心，抑うつ状態
　　　　　□ 他者との接触を好まない
　　　　　□ 人見知り，内気な性格
　　　　　□ 習慣，価値観

知　識 :□ 気分転換の方法に関する知識不足
　　　　　□ 情報不足（楽しみに関するお知らせな
　　　　　　どの）
　　　　　□ 誤解（病人は寝ているべきだという考
　　　　　　えなど）

13

13　患者のレクリエーシ　：遊び，あるいはさま
　　ョン活動を助ける　　　ざまな種類のレクリ
　　　　　　　　　　　　　エーションに参加す
　　　　　　　　　　　　　る

看護問題13－2
楽しみを求める欲求の不足

定義：病気や入院などにより気分がすぐれず，楽しく生き生きとしていたいという気持ちをもてないでいる状態

看護問題を判定するために必要な情報

支持する情報：□ 何もする気がしないという言葉
　　　　　　　□ 遊びやレクリエーションに参加しない
　　　　　　　□ 病室に閉じこもりベッドに臥床している状態
　　　　　　　□ 医療者や同室者との会話がない
　　　　　　　□ サポートシステムの喪失
　　　　　　　□ 長期の入院
　　　　　　　□ ボディイメージの障害
　　　　　　　□ 面会者の不在
　　　　　　　□

13

看護問題の原因・誘因

| 体　力 | :□ 年齢（幼児，学童，青年，成人，老人）
　　　　　□ 臨終，衰弱
　　　　　□ 聴・視・平衡・触覚などの感覚の喪失
　　　　　□ 運動能力の喪失
　　　　　□ 倦怠感
　　　　　□ 治療上の安静
　　　　　□ 部分的外傷，創傷
　　　　　□ 感染症による隔離
　　　　　□ 突発性ないし難治性の疼痛
　　　　　□ 意識障害

| 意思力 | :□ 無気力，無関心，なげやり
　　　　　□ 絶望・落胆，悲観的
　　　　　□ 孤独
　　　　　□ 人見知り，内気な性格

| 知　識 | :□ 病人は〜してはならないなどの誤った
　　　　　　知識や解釈
　　　　　□ 情報不足
　　　　　□ 多様な楽しみ方に関する知識不足

13

14 患者が学習をするの：を助ける

"正常"な発達および健康を導くような学習をし，発見をし，あるいは好奇心を満足させる

看護問題14－1
療養法の未習得

定義：個人が，最良の健康生活習慣に従った生活を履行するのに必要な知識を学習していない，または不足している状態

看護問題を判定するために必要な情報

特有の情報 ：□ 予防法や治療法についての知識不足の言動・実態

支持する情報 ：□ 予防法や治療法についての誤った理解を示す言動
□ 治療法を選択することができないという言動
□ 医師の指示の守り方の間違いや誤解を示す言動（服薬の失敗など）
□ 生きることになげやりな言動
□ 初めての事態への直面（罹患・初発症状のイメージができないなど）
□ 聞いていないと言うなど
□ 医療者に期待していないと言うなど

14

□ 混乱した情報の入手
　（いろいろ言われてどうしていいかわか
　らないなど）
□ 何度も同じことを聞く
□ 治療法の複雑さ

看護問題の原因・誘因

体　力	：□ 年齢（幼若・高齢で，まだ知らない・忘れてしまったなど） □ 隔離 □ 麻酔下（意識レベルが低下している場合など） □ 疼痛の持続 □ 特定の感覚の喪失
意 思 力	：□ 興味・関心の喪失 □ 依存的 □ 不安，恐怖，動揺，ヒステリー，ゆううつ □ 過度の自信 □ 不信感（医療者への）
知　識	：□ 精神的発達の遅れ □ 情報の解釈の間違いや誤った認識 □ 思い込み □ 情報の不足

14

14　患者が学習をするの：“正常”な発達およ
　　を助ける　　　　　び健康を導くような
　　　　　　　　　　学習をし，発見をし，
　　　　　　　　　　あるいは好奇心を満
　　　　　　　　　　足させる

看護問題14−2
療養法の履行の困難

定義：個人が，説明された治療上の方針・指示
に従わず，自分の判断で行動している状態

看護問題を判定するために必要な情報

特有の情報 ：□指示された治療法を正しく履行してい
　　　　　　ない実態
　　　　　　（インスリン注射を怠る，大事な検査を
　　　　　　受け入れられない，禁煙できない，食事
　　　　　　療法・運動療法・リハビリなどを守れな
　　　　　　いなど）

支持する情報 ：□再入院のくり返し
　　　　　　□病状の悪化
　　　　　　□医療者へのウソの報告
　　　　　　□治療法を行うために必要な人手の不足
　　　　　　□貧困／治療費の不足や物資を入手する
　　　　　　手段の欠如など
　　　　　　□治療を受け入れられない（文化的・社
　　　　　　会的価値観や宗教の教義からの葛藤・
　　　　　　対立など）
　　　　　　□訪問看護などを受けることへの近所へ

14

　　　　の気がねや恥ずかしさ
　　　□ ボディイメージの変化の受容困難
　　　　（在宅酸素療法を近隣者に見られたくない）
　　　□ 医療機関を渡り歩く，医師をかえるなど
　　　□ 過去の治療法への固執
　　　□

看護問題の原因・誘因

体　力 :□ 年齢（高齢者の物忘れなど）
　　　　　　□ 合併症の併発（風邪をひいたなど）
　　　　　　□ 運動能力の喪失（利き腕が使えないなど）
　　　　　　□ 疼痛
　　　　　　□ 自覚症状がない（少ない）
　　　　　　□ 特定の感覚の喪失
　　　　　　□ 寛解期

意思力 :□ ゆううつ（やる気がない）
　　　　　　□ 不安，恐怖，動揺，ヒステリー
　　　　　　□ 意思が弱い
　　　　　　□ 依存的性向・人任せ
　　　　　　□ 新しいことを学ぶ興味・関心の喪失
　　　　　　□ 不満・不信感

知　識 :□ 精神的発達の遅れ
　　　　　　□ 誤った知識や判断・理解不足（過去の
　　　　　　　経験によるなど）
　　　　　　□ 誤解
　　　　　　□ 混乱した情報の入手

14

付　録

基本的看護の構成要素および情報
収集項目

記述に際して，筆者らは以下のことを考慮した．

1. 「基本的欲求が充足した状態」とは，体力，意
思力，知識を用いて基本的欲求を満たすための日
常生活行動を個人が自立して行えている状態とと
らえた.
2. ヘンダーソンの「看護の基本となるもの」に忠
実に，情報収集項目を主観的データ（S），客観
的データ（O）で列挙した.

1．正常に呼吸する

基本的欲求が充足した状態	主観的データ（S）	客観的データ（O）
1．ガス交換が正常に行われている	① 情緒的なストレス ② 多幸ないし意気揚揚の感じの有無など	① 呼吸の性状（呼吸音，呼吸数，リズム，ため息の有無など） ② 分泌物 ③ 姿勢・体位 ④ 胸部の拡張や呼吸筋の動き ⑤ 皮膚の色（蒼白，チアノーゼなど）や表情 ⑥ 呼吸を障害する因子やアレルギーの有無 ⑦ 検査データ（血液ガス）
2．安楽に呼吸ができる	① 呼吸閉塞の不安や脅威（息苦しさの訴えなど） ② 屋内の空気環境に関する不快（窓の開閉が気になるなど） ③ 呼吸閉塞などの予防手段の理解	① 呼吸を障害する因子やアレルギーの有無 ② 枕，ベッド，椅子，パッドなどの使用状況 ③ 室内空気の調整（温度や相対湿度，人体に刺激となる物質の有無，不愉快な臭気の有無） ④ 呼吸機械の類の装備や取り扱い状況 ⑤ 姿勢や体位（分泌をうながす特殊体位なども）

2．適切に飲食する

基本的欲求が充足した状態	主観的データ（S）	客観的データ（O）
1．必要な栄養がとれている	① 食欲 ② 好み，嗜好 ③ 欲しいときに自由に食べられないストレス ④ 肉体的な苦痛	① 摂取量や食品 ② 身長や体重 ③ 医師の食事処方 ④ 食事時間や回数，間隔 ⑤ 食事のとり方（経口，経管栄養など） ⑥ 食事の安全性（食習慣，風習，タブーの有無） ⑦ 地域のヘルパー派遣の施策など ⑧ 静脈内注射や注腸の管理など ⑨ 検査データ（血清アルブミン値，総たんぱく）
2．楽しく食べられ満足感がある	① 嗜好，食物や飲み物の希望 ② 情緒的なストレス ③ 肉体的な苦痛の有無 ④ 普通の生活感の有無 ⑤ 隔離感からの解放感の有無 ⑥ 欲しいときに自由に食べられないストレス	① 摂取量や食品 ② 食事の場所や移動手段（食堂か，松葉杖かなど） ③ 健康なときの食事作法が守られているか ④ 介助者の態度（すわって，喜んで，同じ人が，自立を考えて，見える場所で介助しているか） ⑤ 調理法（美的かなど）

3．あらゆる排泄経路から排泄する

基本的欲求が充足した状態	主観的データ（S）	客観的データ（O）
1．生理的で正常な排泄である	① 情動の状態 ② 社会的タブーの受けとめ方（男性の医師に話しづらいなど）	① 排便・排尿の回数や間隔，排泄量 ② 排泄物の性状（外見，においなど） ③ 発汗，肺からの水分排泄，メンストレーションの状態 ④ 排泄の動作や姿勢，体位 ⑤ 排泄場所や構造・設備用具・器具（便器やおむつなど） ⑥ 排泄物の各種検査値 ⑦ 排泄の訓練やリハビリ
2．排泄後の快感がある	① 身体的苦痛 ② 精神的苦痛 　（気がね，プライバシーなど）	① 身体の障害の有無 ② トイレの設計や設備，臭気調整，寒冷からの保護，便器やおむつの使用など ③ 皮膚の状態（発汗や乾燥の有無） ④ プライバシー ⑤ 衣類やベッドの汚染

4．身体の位置を動かし，またよい姿勢を保持する（歩く，すわる，寝る，これらのうちのあるものをほかのものへかえる）

基本的欲求が充足した状態	主観的データ（S）	客観的データ（O）
1．歩行，立つ，すわる，眠るなどの姿勢が適切である	① 気分や生活態度 　（寝返り，起き上がりができない，だるいなどの訴え）	① 姿勢や体位 ② 病気や障害の状態（動けない，意識がない，麻酔されている，寝たきりなど） ③ 体位保持の状況（バランス，整肢，支持など） ④ 医師の指示 ⑤ 体位変換の時間 ⑥ 褥瘡の有無や体の清潔 ⑦ 寝たきりの生活から解放するための機械・器具（振動ベッドやフレームベッドなど）の活用
2．よい姿勢のとり方を理解している	① 気分や生活態度	① 姿勢や動作の変化 ② よい姿勢をとれるようなベッドや寝具，椅子の整備

5．睡眠と休息をとる

基本的欲求が充足した状態	主観的データ（S）	客観的データ（O）
1．休息や睡眠が自然にとれる	① 上手に休息できない感じ ② 不眠感 ③ 睡眠薬への依存 ④ 麻薬への依存	① 睡眠時間 ② 入眠中の状態 ③ 睡眠薬使用の有無 ④ 麻薬使用の有無 ⑤ 病気に伴う苦痛の有無（痛み，痒み，咳，空腹感など） ⑥ 興奮させるような出来事の有無 ⑦ 何か起きてやらなければならないことの有無 ⑧ 音楽や読み物の必要性
2．ストレスや緊張感からの解放感がある	① 淋しさの有無 ② ホームシックの有無 ③ イライラする感じ ④ 全身の筋肉の緊張感の有無 ⑤ 楽な気分	① 人をイライラさせる刺激の有無（物音，におい，使用中の物品など） ② 不幸な出来事の有無 ③ 身体の清潔 ④ 寝具の適切さ ⑤ 安心感を与える人の有無

6．適切な衣類を選び，着脱する

基本的欲求が充足した状態	主観的データ（S）	客観的データ（O）
1．適切な衣類を身につけている	① 暑い ② 寒い ③ 清潔 ④ 動きやすい ⑤ 快適	① 寒・暑への対処 ② 清潔さ ③ 治療上の適正 ④ 生活上の適正 ⑤ 発達，自立の程度（乳児，無力者，意識障害者など） ⑥ 正常時の衣習慣の不必要な妨げ
2．きちんと身づくろいができる	① 衣類・装身具の好み ② 自尊感情	① 衣服の種類 ② 着脱行為の自立度（乳児，無力者，意識障害者など） ③ きちんと着ているか ④ だらしなくしているか ⑤ 衣類・装身具の好み

7. 衣類の調節と環境の調整により，体温を生理的範囲内に維持する

基本的欲求が充足した状態	主観的データ（S）	客観的データ（O）
1. 体温が生理的範囲内にある	① 肉体的苦痛の訴え ② 精神的苦痛の訴え	① 測定した体温 ② 環境条件（温湿度） ③ 衣類，寝具の選択 ④ 活動の程度 ⑤ 食餌摂取量
2. 体温調節につとめることができる	① 不愉快なほどの暑さ ② 不愉快なほどの寒さ	① すきま風 ② 環境条件（温湿度）の調節 ③ 衣類，寝具の調節 ④ 活動制限（安静度） ⑤ 活動量の調整 ⑥ 摂取栄養の増減 ⑦ 沐浴，温熱刺激の適用

8. 身体を清潔に保ち，身だしなみを整え，皮膚を保護する

基本的欲求が充足した状態	主観的データ（S）	客観的データ（O）
1. 皮膚や粘膜が清潔になっている	① 皮膚，毛髪，爪，鼻，口，歯などの不快感	① 皮膚，毛髪，爪，鼻，口，歯などの清潔状態（におい，皮膚のたるみ）
2. 清潔の基準が保たれている	① 衛生的ケアに対する訴え	① 健康時の清潔の基準 ② いまの清潔の基準 ③ いまの清潔行動の方法と頻度（入浴，シャワー浴，部分浴，清拭）
3. 他人に受け入れられやすい身だしなみである	① 人間関係に関連する訴え	① 身だしなみの美しさ（毛髪の乱れ，無精ひげの有無など） ② 身だしなみの清潔さ（鼻汁，目やに，体臭の有無など） ③ 化粧品の選択（TPOに合った化粧など）

9．環境のさまざまな危険因子を避け，また他者を傷害しないようにする

基本的欲求が充足した状態	主観的データ（S）	客観的データ（O）
1．自分で自分の環境を自由に調整し，快適な環境にできる	① 無知によるおそれやタブーの悩み（階級制度，習慣，信仰など） ② 共同生活の受け入れ ③ 環境の危険の認知	① 環境調整の自由の有無 ② 同室者 ③ 精神錯乱・精神病者・自殺ぐせのある患者の保護や伝染病患者の感染防止の措置
2．周囲に危険なものがない	① 危険防止のための知識	① 機械的損傷（墜落など），物理的危害（火傷など），毒性化学物質，動物や昆虫の害，常在性の病原微生物の有無 ② 安全を守る患者教育の実施 ③ 病院管理の適切さ（必要のない抑制の有無など） ④ 建物の構造や設備 ⑤ 害虫駆除の実施 ⑥ 家具・設備・物品の消毒や滅菌 ⑦ 看護師の感染予防策
3．知らずに他人に害を与えない	① 錯乱状態 ② 妄想状態 ③ 感染や予防に対する知識の欠如の有無	① 未発見の伝染性疾患の潜伏（結核，性病，亜急性の咽頭連鎖球菌感染症，腸チフス保菌者など） ② 看護師の手洗い ③ 看護師の指示への従事（予防衣・マスク・手袋着用・消毒，滅菌の設備や物品の装備） ④ 使い捨て物品の活用など

10. 自分の感情，欲求，恐怖あるいは "気分" を表現して他者と
    コミュニケーションをもつ

基本的欲求が充足した状態	主観的データ（S）	客観的データ（O）
1. 自分の欲求，興味，希望などを十分に自分の身体のうえに表現できる	① 表現への満足感	① 身体上の表現（心臓の鼓動，呼吸の状態，顔色の変化，姿勢，表情，動作など） ② 解釈者，代弁者の存在
2. まわりの人々に理解してもらえる	① 患者・家族の悩みや思い，心配ごと（入院生活の悩み，死の威嚇に直面した患者の家族・友人の苦痛），会いたい人（家族・親類・友人・宗教関係者など）	① 患者・家族の表情や動作 ② 面会者の有無 ③ 患者についてのカンファレンスの主催や関係者（患者本人も）の参加 ④ 媒介者（看護師も含む）の記録・報告の内容やモニター情報など

11. 自分の信仰に従って礼拝する

基本的欲求が充足した状態	主観的データ（S）	客観的データ（O）
1. だれもが（聖人も罪人も）ひとしく医療従事者の援助を受けられ，かつ自分の信じる教義・思想に従う権利が守られる	① 信仰や信条などに従って生活できているという気持ち	① 医療従事者の倫理的綱領の遵守（民族，主義，人種などによる差別の有無など） ② 医療従事者の法的義務の遵守（患者の秘密を守る行為や診療記録の守秘など） ③ 医療従事者によるある種の思想の強要の有無など
2. 自分の宗教に基づいた生活の仕方ができる	① 宗教に基づいた生活に必要な看護師の援助に対する希望 ② 病院での日常診療の中の葛藤	① 宗教に基づいた生活の履行（礼拝堂にいく，牧師の訪問を受ける，牧師と話せる，聖餐を受けるなど） ② 日々の生活の中の宗教による規制（ある種の食物の禁止やレクリエーションの禁止，断食の日，安息日など） ③ 看護師（医療者）の信仰に対する態度（知識や寛大さなど）

12. 達成感をもたらすような仕事をする

基本的欲求が充足した状態	主観的データ（S）	客観的データ（O）
1. 身体的あるいは精神的に仕事（生産活動）ができる	① 興味 ② 仕事への関心の徴候 ③ 物事を成し遂げたいという気持ちの有無 ④ 楽しみの有無	① 肉体的な限度の有無（昏睡状態，病弱，重症など） ② 知識・技術・経験 ③ 1日の活動から生じたもの ④ 離職期間 ⑤ リハビリテーションの活動の有無 ⑥ セラピスト（物理療法士，作業療法士，遊戯療法士，就職カウンセラー，その他の専門家達）の協力関係
2. 自分が社会に受け入れられているという満足感がある	① 社会の期待 ② やり遂げたいと願う関心事 ③ 無価値感	① 1日の過ごし方と仕事（生産活動）から生じたもの ② 作業時の表情（楽しみながら行っているか）

13. 遊び，あるいはさまざまな種類のレクリエーションに参加する

基本的欲求が充足した状態	主観的データ（S）	客観的データ（O）
1. 変化や気分転換，慰安，レクリエーションなどの機会がある	① 周囲の人の想像力と才能 ② 過去の経験や趣味・知性，交友関係など	① 遊び，レクリエーション活動のための環境（音楽や読書，ゲーム，テレビ，パーティー，楽しめる運動，部屋の模様替えや戸外への車椅子での移動，移動図書館，音楽や芝居の実演，ワゴンによる買物，レクリエーション室や運動のための設備の有無など） ② 患者の背景（性別・年齢など） ③ 患者の一般状態，疾病の重症度，ハンディキャップの有無など ④ レクリエーション計画やボランティア・遊戯療法士・家族や友人の活用
2. 気分が引きたち，楽しく生き生きしていられる	① 欲しいもの，したいこと ② 生活の流れにのっているという気持ち （例えば，病床から妻に誕生日のプレゼントをする気持ちの有無など）	① 無思慮に無駄に部屋に閉じこめられていないか ② 遊びやレクリエーションなどへの参加

14. "正常"な発達および健康を導くような学習をし，発見をし，
     あるいは好奇心を満足させる

基本的欲求が充足した状態	主観的データ（S）	客観的データ（O）
1. 自分が設定し得る最良の健康生活習慣に従って生活できる	① 生活習慣への本人の動機づけや受け入れ ② 予防法（治療法）についての知識（知らないための病気の悩みなど） ③ 治療法の選択の意志 ④ 患者の理解力の程度 ⑤ 養生法を守る生活の中での間違いや誤解のための悩みなど ⑥ 生きる（あるいは死ぬ）ことの受けとめ方	① 個人個人の必要への健康法の適応の状態やそのプランへの加担（イニシアティブのとり方など） ② 看護師の健康指導，訓練，教育（再教育やリハビリテーション） ③ 医師の養生法の守り方（間違いの有無など） ④ 健康法や衛生の実際のやり方についての看護師への期待 ⑤ 患者を助ける医療チームの責任の引き受け方の実施

参考文献

1）秋葉公子ほか：看護過程を使ったヘンダーソン看護論の実践 第5版，ヌーヴェルヒロカワ，2023.

2）V．ヘンダーソン（湯槇ます，小玉香津子訳）：看護の基本となるもの 再新装版，日本看護協会出版会，2016（2019，第3刷）.

3）ヴァージニア・ヘンダーソン著，湯槇ます，小玉香津子訳：看護論—定義およびその実践，研究，教育との関連：25年後の追記を添えて，日本看護協会出版会，1994（2017，追記版新装第1刷）.

4）小玉香津子編，ヴァージニア・ヘンダーソンほか著：ヴァージニア・ヘンダーソン語る，語る．—論考集・来日の記録，日本看護協会出版会，2017.

5）V．ヘンダーソン著，荒井蝶子ほか監訳：看護の原理と実際，Ⅰ，Ⅱ，Ⅲ，Ⅳ，Ⅴ，メヂカルフレンド社，1979.

6）野島良子：看護論，へるす出版，1984（1997，第10刷）.

7）高木永子：V．ヘンダーソンの看護論とそのアセスメント診断プロセス，月刊ナーシング，vol.13，No.5，p.34 - 47，学習研究社，1993.

8）小林富美栄ほか：現代看護の探究者たち—人と思想 増補第2版，日本看護協会出版会，2009.

9）小玉香津子ほか：看護学概論，文光堂，1990.

10）アン・マリナー・トメイ，マーサ・レイラ・アリグッド編著，都留伸子監訳：看護理論家とその業績 第3版，医学書院，2004.

11) Yura, H., Walsh, M. B. 著，岩井郁子ほか訳：看護過程
　　—ナーシング・プロセス，医学書院，1986.

12) ライト州立大学看護理論検討グループ著，南裕子ほか訳：
　　看護理論集，日本看護協会出版会，1984.

13) ロザリンダ・アルファロ・ルフィーヴァ著，本郷久美子
　　監訳：基本から学ぶ看護過程と看護診断　第7版，医学
　　書院，2012.

14) 松木光子編：看護診断の実際—考え方とケーススタディ，
　　南江堂，1988.

15) リンダ J. カルペニート＝モイエ著，黒江ゆり子監訳：
　　看護診断ハンドブック 第12版，医学書院，2023.

16) Ruth, F. Craven, Constance, J. Hirnle：Fundamentals
　　of Nursing — Human Health and Function, Wolters
　　Kluwer Health/Lippincott Williams & Wilkins, 1992.

17) 三上れつ：実践に役立つ看護過程と看護診断—ヘンダー
　　ソン・ゴードンのデータベースに基づく事例展開 第2版，
　　ヌーヴェルヒロカワ，2001.

18) Taptich, B. J. ほか著，藤村竜子，小田正枝監訳：看護
　　診断とケアプラン—鑑別診断・ケアプラン立案のガイド，廣川
　　書店，1995.

19) T. ヘザー・ハードマン，上鶴重美，カミラ・タカオ・
　　ロペス原書編集，上鶴重美 訳：NANDA-I 看護診断　定
　　義と分類 2021-2023　原書第12版，医学書院，2021.

20) エヴリン・アダム著，阿保順子訳：アダム看護論，医学書院，
　　1996.

21) マージョリー・ゴードン著，看護アセスメント研究会訳：ゴー
　　ドン看護診断マニュアル（原書 第11版），医学書院，2010.

お わ り に

　本書は，先に執筆した『看護過程を使ったヘンダーソン看護論の実践』を実際に活用された方々からのご要望や熱意に支えられて生まれたものであり，姉妹編ともいえるものです．

　両書に一貫しているのは，看護は対象の基本的欲求を充足するという，看護観に支えられた，科学的．系統的な実践であるということです．

　本書で扱っている看護問題は，ヘンダーソンの看護論に基づいて看護者が看護独自の判断で行うことのできる「14 の基本的看護に関する基本的欲求の未充足状態」に限定しました．臨床で，他のケアチームとの共同問題を担う領域においても，看護独自の機能という視点に立った本書の活用が，「看護とは」の新たな確認の機会になれば幸いです．

　最後に，本書の出版は，ヌーヴェルヒロカワの辰野芳子さんはじめ編集部の皆様の激励とご支援によって実現しました．深く感謝申し上げます．

　2023 年 11 月

ヘンダーソンの基本的看護に関する
看護問題リスト
〔第5版〕

著者	子子子子子 サヨミ フ 陽公 江﨑玉村秋 木中葉	1997年9月25日　初版発行 1999年12月25日　第2版発行 2007年3月10日　第3版発行 2013年12月1日　第4版発行 2023年12月20日　第5版© 1刷発行

発行者　　廣　川　恒　男

組　版　　株式会社西﨑印刷

印　刷
製　本　　凸版印刷株式会社

発行所　　**ヌーヴェルヒロカワ**

〒102-0083　東京都千代田区麹町3-6-5
電話　03(3237)0221　　FAX　03(3237)0223
ホームページ　http://www.nouvelle-h.co.jp
NOUVELLE HIROKAWA
3-6-5, Kojimachi, Chiyoda-ku, Tokyo

ISBN978-4-86174-080-0

看護過程を使った ヘンダーソン看護論の実践 第5版

秋葉　公子
江﨑フサ子
玉木ミヨ子　共著
村中　陽子

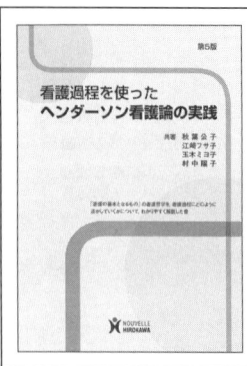

- ●B5判
- ●2色刷
- ●180 頁
- ●定価(本体2,600円+税)

ISBN978-4-86174-079-4
（2023）

Ⅴ. ヘンダーソンの看護理論に基づいた看護過程の展開について，やさしく，わかりやすくまとめています．ヘンダーソンの看護理論とは何か，看護過程とは何か，という基本から，実践での展開例まで学べるように構成された看護を学ぶ初学者には最適の書．

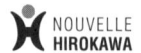

ヌーヴェルヒロカワ

ホームページ　http://www.nouvelle-h.co.jp
東京都千代田区麹町 3-6-5　〒102-0083
TEL03-3237-0221（代）FAX03-3237-0223